Andreas Knuf und Christiane Tilly

Borderline: Das Selbsthilfebuch

Andreas Knuf und Christiane Tilly

Borderline: Das Selbsthilfebuch

BALANCE ratgeber

Andreas Knuf und Christiane Tilly
Borderline: Das Selbsthilfebuch
8., korrigierte und überarbeitete Auflage 2018
ISBN-Print: 978-3-86739-132-0
ISBN-PDF: 978-3-86739-179-5
ISBN-ePub: 978-3-86739-932-6

Bibliografische Information der Deutschen Nationalbibliothek
Die Deutsche Nationalbibliothek verzeichnet diese Publikation in der Deutschen Nationalbibliografie; detaillierte bibliografische Daten sind im Internet über http://dnb.d-nb.de abrufbar.

Der Balance buch + medien verlag ist ein Imprint
der Psychiatrie Verlag GmbH, Köln.

Originalausgabe: Psychiatrie Verlag, Bonn 2004
Umschlagkonzeption: GRAFIKSCHMITZ, Köln
Umschlagabbildung: Barbara Rüesch, Zürich
Typografiekonzeption und Satz: Iga Bielejec, Nierstein
Druck und Bindung: AZ Druck und Datentechnik, Kempten

Herzlichen Dank an:
Andrea, Angelika, Angelinblack, Anja, Bärbel, Beate, Benny, Bigi, Birgit, Björn, Blanca, BlaueGräfin, Britta, Cali, Carina, Corina, Danny, Daniela, Doris, Elke, Elvira, Epilogue, Eveline, Fairies, Felicity, Felidae, Fetzachmoos, Franziska, Gina, Heike Marie, Jenny, Jenny & Co, Joel, Jörg, Jule, Julia, Kai Anja, Karen, Karin, Karina, Katharina, Katrin, Kerstin, Kurtline, Lady in Darkness, Lauscher, Lazypunk, Linda, Lisa, Luci, Mäxx, Maja, Manu, Marc, Markus, Martina, Mistyriousgirl, Monica, Monique, Nadshe, Nancy, Nearlyhoney, Neo, Nicky, Nicole, Nicoleta, Nina, Nuala, Pascal, Petra, Regine, Rollia, Sabine, Sandra, Schlaflos, Sharkira, Sienchen, Silva, Slave, Smartie, Spokko, Stefan, Stefanie, Steffi, Sue, Tanja, Tatjus, Teerose, Thekla, Thomas, Tigga, Tina, Titanic, Udellely, Ulla, Uwe, Wanischa, Wildazwip, Wilhelmine, Wolf und alle anderen, die nicht genannt werden möchten.

Folgende Materialien sind im Internet herunterzuladen:

Durchführung von Selbsthilfegruppen

Verhaltensanalyse-Bogen

Anregungen für die persönliche Selbsthilfe

Krisenpass

https://www.balance-verlag.de/de/buecher/detail/book-detail/borderline-das-selbsthilfebuch.html

Einleitung

Als wir dieses Buchprojekt vor rund 15 Jahren begannen, waren Selbsthilfemöglichkeiten für Menschen mit Borderline etwas, was gerade erst in den Blick geraten war. Geraume Zeit hielt sich die Fehleinschätzung, die Betroffenen hätten keine Hilfemöglichkeiten jenseits der Psychotherapie, seien auch nicht an Selbsthilfe interessiert oder diese sei sogar schädlich für sie. Nach über zweijähriger Arbeit an diesem Buchwissen war uns damals klar: Alle Borderline-Betroffenen können durch Selbsthilfe in ihrem Leben so manches verändern und sich persönlich stabilisieren. Wir jedenfalls haben bisher niemanden kennengelernt, der nicht durch eigenes Verhalten Einfluss auf seine Symptome und deren Konsequenzen nehmen kann. Niemand ist Borderline hilflos ausgeliefert!

Wir wenden uns entsprechend mit diesem Buch in erster Linie an Betroffene. Ihnen hilft es, sich ihrer eigenen Einflussmöglichkeiten bewusst zu werden und sie gezielt einzusetzen. Außerdem liefert das Buch Ideen und konkrete Anregungen. Diese Ideen und Empfehlungen basieren auf den Erfahrungen vieler direkt betroffener Menschen sowie auf dem professionellen Wissen erfahrener Borderline-Therapeuten. Die hier zusammengetragenen Anregungen zur Selbsthilfe sind nach unserer Erfahrung sowohl für Betroffene hilfreich, die sich erst seit kurzem mit ihrer Erkrankung intensiver auseinander setzen, als auch für Menschen, die schon seit vielen Jahren oder gar Jahrzehnten nach zusätzlichen Wegen suchen, um ihre Borderline-Probleme besser in den Griff zu bekommen.

Um Borderline besser zu verstehen, ist es uns wichtig, dialogisch zu arbeiten. Das Besondere an diesem Buch ist, dass wir es als Borderline-Betroffene und als Psychologe gemeinsam geschrieben haben. Diese

Zusammenarbeit war für uns beide ein großes Experiment und nicht immer einfach. Es gab gegenseitige Vorbehalte, Vorurteile, Unverständnis und Sprachverwirrung. Aber es gab auch viel Bemühen, den anderen und seine »Rolle« besser zu verstehen und einander zuzuhören. Dieses Buch zu schreiben erforderte nicht nur auf der Inhaltsebene ein hohes Maß an Klärungsarbeit, sondern auch auf der Ebene unserer Arbeitsbeziehung. Mit jeder Auseinandersetzung wurde uns klarer, dass nicht alles, was in der Kommunikation schieflief, mit Borderline zu tun hatte, aber wir beide schnell bereit waren, das so zu sehen.

Schon relativ früh während unserer Arbeit am Buch stellten wir fest, dass in all den vielen Dutzend Borderline-Büchern die Sicht der Betroffenen zu kurz kam. Deshalb suchten wir nach einem Weg, um von den Erfahrungen möglichst vieler zu profitieren. So entstand das, was wir später »unser Support-Team« nannten: Über das Internet suchten wir Betroffene, die bereit waren, uns von ihren eigenen Selbsthilfemöglichkeiten zu berichten und unsere Fragen zu allen möglichen Aspekten zu beantworten. Während der Arbeit an diesem Buch haben wir uns immer wieder an diese Gruppe gewandt. Ihr Wissen und ihre Erfahrungen finden sich in jedem Abschnitt dieses Buches. Mitglieder des Support-Teams kommen an sehr vielen Stellen zu Wort. Die meisten Betroffenen haben Pseudonyme gewählt, um sich selbst zu schützen, denn noch immer ist Borderline eine sehr stigmatisierende Erkrankung. Sich mit dieser Erfahrung »zu outen« ist entsprechend schwierig und oft folgenreich. Dies galt vor 15 Jahren und gilt leider in ähnlichem Maße auch heute noch.

Die Mitglieder unseres Support-Teams haben wir auch gefragt, ob sie als Anrede in diesem Buch »du« oder »Sie« angemessen fänden. Das Ergebnis war ziemlich genau 50:50. Wir haben uns dann nach längeren Überlegungen entschieden, unsere Leserinnen und Leser in diesem Buch direkt mit dem Du anzusprechen. Wir tun das, weil wir über sehr persönliche Themen schreiben und uns das Du als die offenste und direkteste Anrede erscheint.

Die ersten beiden Kapitel beschreiben das Borderline-Erleben und unser Verständnis der Borderline-Problematik. In den folgenden sechs Kapiteln finden sich konkrete Selbsthilfemöglichkeiten. Im daran anschließenden Kapitel werden Wege vorgestellt, wie sich wirklich hilfreiche Fremdhilfe organisieren lässt, und im letzten Kapitel schließlich finden sich wichtige Informationen über Traumaerfahrung. Am Ende dieses Buches veröffentlichen wir ein Gespräch, das wir beide miteinander geführt haben und das Schritte der Gesundung von Borderline beschreibt.

Die Kapitel müssen nicht der Reihe nach gelesen werden, da sie in sich abgeschlossen sind. Es ist also auch möglich, in diesem Buch »herumzustöbern« und zu schauen, von welchen Themen man gerade besonders angesprochen ist. Es kann sehr hilfreich sein, einzelne Abschnitte oder Kapitel häufiger zu lesen, um so den Inhalt Schritt für Schritt tiefer zu verstehen. Dazu können auch die Selbsthilfebögen dienen, die auf der Webseite des Buches heruntergeladen und also zu unterschiedlichen Zeitpunkten wiederholt genutzt werden können (https://www.balance-verlag.de/de/buecher/detail/book-detail/borderline-das-selbsthilfebuch.html).

Ganz besonders wichtig ist uns, dass die Leserinnen und Leser dieses Buches während des Lesens achtsam mit sich umgehen. Es ist keine gute Idee, dieses Buch in einer Nacht durchzulesen und am nächsten Morgen fix und fertig zu sein. Es ist wichtig, das Buch zur Seite zu legen, wenn einem die Inhalte zu nahe gehen, die eigenen Gefühle wahrzunehmen und sich erst wieder mit den Themen zu beschäftigen, wenn es einem besser geht.

Selbsthilfe ist kein Therapieersatz und soll auch keine Fremdhilfe ersetzen. Beides sind verschiedene, wenn auch sich ergänzende Hilfen bei psychischen Problemen. Gesundung hat vor allem mit Beziehung zu tun. Borderline-Betroffene brauchen Beziehungen zu anderen Menschen und brauchen zur Lösung ihrer Probleme in den meisten Fällen auch therapeutische Unterstützung. Selbsthilfe ist aber eine sehr wichtige Ergänzung, die noch viel zu wenig gewürdigt wird. Das eigene Selbsthilfepotenzial zu entdecken und zu nutzen bedeutet unabhängiger von der Hilfe anderer zu werden und auch ohne therapeutische Unterstützung besser zurechtzukommen.

1. In diesem Buch ist nicht nur von Selbsthilfe die Rede, sondern es soll konkrete Anregungen zur Nutzung der eigenen Selbsthilfemöglichkeiten bieten. Aus diesem Grunde finden sich in allen Kapiteln unsere »Selbsthilfe-Hilfen«:

Jeweils am Ende eines Kapitels stehen Fragen, die dazu anregen sollen, sich über eigene Selbsthilfemöglichkeiten etwas genauer Gedanken zu machen. Die Fragen beziehen sich auf die Inhalte des Kapitels. Es ist sehr hilfreich, die eigenen Gedanken zu den Fragen aufzuschreiben. Deshalb sind am Ende des Buches alle Anregungen zusammengetragen, dort findet sich auch genügend Platz, um die eigenen Gedanken zu den Anregungen direkt zu notieren.

2. Im Text gibt es immer wieder nützliche Hinweise auf weiterführende Bücher, Adressen usw.

3. Im Text findet sich häufiger ein Pausenzeichen: ◗ ◗. Wir haben die Erfahrung gemacht, dass viele Betroffene Texte über Borderline sehr schnell lesen, förmlich »verschlingen«. Das erschwert jedoch die Auseinandersetzung mit den Inhalten. Das Pausenzeichen soll daher dazu anregen, innezuhalten, durchzuatmen und sich über das gerade Gelesene nochmals Gedanken zu machen.

Die Veränderungen in der vorliegenden Ausgabe betreffen vor allem Aktualisierungen der Fachinformationen, die beispielsweise sozialrechtliche oder diagnostische Aspekte betreffen. Hinzugekommen sind Informationen über den Borderline-Trialog, bei dem Fachleute, Betroffene und Angehörige versuchen, die Perspektive der anderen besser zu verstehen und entsprechend neue Wege des Umgangs miteinander zu finden. Auch die Auseinandersetzung mit dem Thema Arbeit wurde vertieft.

Die Basis des Buches bleibt das Erfahrungswissen Betroffener, das unverändert dieses Buch prägt, weil uns die Bedeutung dieser Texte immer wieder zurückgespiegelt wurde. Unser besonderer Dank gilt daher nach wie vor den über hundert Borderline-Betroffenen – unserem »Support-Team« –, die auf unsere Fragen geantwortet und ihre Erfahrungen mit uns geteilt haben. Herzlich bedanken möchten wir uns bei Fiona Behrend, Anke Gartelmann und Hans Gunia, die das Buchprojekt in der Schlussphase kritisch begleitet, durchgesehen und durch viele Anregungen ergänzt haben. Und ganz herzlich danken wir all unseren Leserinnen und Lesern, die das Buch mit ihren Rückmeldungen lebendig halten und weitertragen.

Christiane Tilly und Andreas Knuf

Was ist Borderline?

Wie können sich Borderliner ihrer Umwelt gegenüber erklären? Wie mach' ich mich und meine Schwierigkeiten verständlich und hab' dadurch eine Chance, als »normal« angesehen und behandelt zu werden?
Elke

Wenn wir uns vorstellen, dass Gefühle Pferde sind, dann sitzen »normale« Menschen auf einem alten Ackergaul. Menschen mit einer BPS hingegen sitzen auf einem Araberhengst. Er geht leicht durch, hat ein starkes Temperament und ist nur schwer wieder zu bändigen. Daher müssen »Bordis« einfach besser reiten können. Mir gefällt dieses Beispiel deshalb besonders gut, weil ein Araberhengst nicht das Schlechteste ist, wenn man gut reiten kann.
Karen

Beim Versuch, die Borderline-Störung zu beschreiben, stelle ich immer wieder fest, wie unerklärbar diese Krankheit eigentlich ist. Ich wirke zu »normal«, um in das Klischee »verrückt« zu passen, auch wenn es in mir vermutlich »verrückter« aussieht als in den »Normalen«. Wenn ich nach außen auffälliger, richtig »verrückt« wirken würde, komische Dinge täte, wäre es für die anderen vielleicht leichter zu verstehen, warum ich Probleme habe, den Alltag zu bewältigen. Doch auf den ersten Blick bin ich einfach nur unauffällig, eben »normal«.
Christiane

Die unbeschreibbare Krankheit?

Was ist eigentlich »Borderline«? Diese Frage lässt sich nicht in zwei Sätzen beantworten und selbst mit deutlich mehr Worten ist das recht schwierig. Viel von dem, was Borderline-Betroffene erleben, lässt sich kaum beschreiben. Zwar gibt es Symptome, wie beispielsweise Selbstverletzungen, die für die Umgebung sichtbar sind und einen Hinweis auf Borderline geben können. Es wäre jedoch falsch, Borderline immer mit selbstverletzendem Verhalten gleichzusetzen. Hinter den sichtbaren Verhaltensweisen findet sich bei vielen betroffenen Menschen ein »Gefühl absoluter Einsamkeit« oder einer »Angst vor allem«. Wir versuchen hier, sowohl die sichtbaren und gut beschreibbaren Verhaltensweisen darzustellen als auch die Gefühle dahinter, die sich so schwer fassen lassen und für Außenstehende schwer nachvollziehbar sind.

Borderline lässt sich auch deshalb so schwer beschreiben, weil der Ausdruck selbst auf den ersten Blick wenig zum Verständnis beiträgt. Seit den dreißiger Jahren des letzten Jahrhunderts wurde der Begriff Borderline (= Grenzlinie) für ein psychisches Erleben benutzt, das Psychiater und Psychologen nicht einordnen konnten. Einige der Erlebnisweisen ähneln psychischen Schwierigkeiten, die als Neurosen bezeichnet werden, andere erinnern an das Erleben in einer Psychose. Da sich die Betroffenen diesen beiden Patientengruppen nicht eindeutig zuordnen ließen, wurde der Begriff »Borderline« geprägt. Er sollte beschreiben, dass die psychischen Schwierigkeiten der Betroffenen auf der Grenze zwischen Neurosen und Psychosen einzuordnen sind. Mittlerweile meint Borderline eine ganz eigenständige psychische Erkrankung, bei der es zu sehr verschiedenen Symptomen kommen kann. Der Begriff hat also seine ursprüngliche Bedeutung verloren, greift aber von der Wortbedeutung her ein für die Betroffenen ganz typisches Thema auf: das Leben auf der Grenze. Die Betroffenen erleben sich häufig als Grenzgänger – zwischen himmelhoch jauchzend und zu Tode betrübt, zwischen gesund und krank, zwischen Nähe und Distanz zu anderen Menschen und immer wieder auch zwischen Leben und Tod.

Grenzen nicht setzen zu können und die Schwierigkeit, die eigenen Grenzen wahrzunehmen und sie zu akzeptieren, sind ebenfalls ganz typische Borderline-Probleme. Viele Menschen mit Borderline sind »grenzverletzt«, weil ihre Grenzen von anderen missachtet wurden. Der Begriff spiegelt also durchaus Erfahrungen von Betroffenen wider und ist dadurch heute in einem anderen Sinne als bei der Entstehung des Ausdrucks zutreffend. Viele Fachleute verwenden statt der Diagnose »Borderline« heute den Begriff »Emotional instabile Persönlichkeitsstörung«, der jedoch von vielen Betroffenen als unzutreffende Beschreibung der eigenen Problematik empfunden wird.

Wir haben Betroffene gefragt, wie sie Borderline in einem Satz beschreiben würden. Dass es doch Worte für die vermeintliche Unerklärbarkeit von Borderline gibt, wird an den Beschreibungen deutlich. Nimmt man alle diese Blitzlichter zusammen, bekommt man einen guten Eindruck von den vielen Facetten, die die Borderline-Erkrankung beinhaltet: Borderline ...

... ist, den ganzen Farbkasten des Lebens in seiner Intensität gleichzeitig zu leben – von Tiefschwarz bis Grellpink –, Lieben und Leiden in einem Augenblick, ohne dass auch nur eine kleine Nuance des »kreativen Chaos« verloren geht;

... bedeutet für mich, dass ich mich nie auf mich verlassen kann;

... bedeutet, dass ich die, die ich liebe, verletzen muss;

... bedeutet für mich, hinter die Kulissen zu blicken, auch wenn ich gar nicht will;

... ist wie ein Leben ohne feste Wurzeln;

... bedeutet, ein Kind im Körper eines Erwachsenen zu sein, das verzweifelt nach seiner Mutter sucht;

... ist wie eine Reise in einem rasenden Zug, dessen Notbremse defekt ist;

... bedeutet, kilometerweit zu wandern und trotzdem immer am selben Abgrund anzukommen;

... bedeutet für mich ein irrsinniges Gefühlschaos zwischen Liebe und Hass, Idealisierung und Abwertung, in einer schwarz-weißen Welt ohne Grenzen zu leben.

Zum Verständnis von Borderline können uns jene Kriterien helfen, anhand derer Fachleute eine Borderline-Erkrankung diagnostizieren. Gängig sind heute die Kriterien, die von der amerikanischen Psychiatervereinigung aufgestellt wurden und die im so genannten Diagnostischen und Statistischen Manual psychischer Störungen (abgekürzt: DSM) beschrieben werden. Nach mehreren Überarbeitungen des Diagnosemanuals liegt heute das DSM-5 vor. Die beschriebenen Kriterien sind gegenüber der Vorgängerversion im Wesentlichen gleich geblieben. Insgesamt fünf der neun dort aufgeführten Kriterien müssen vorhanden sein, um die Diagnose Borderline-Störung stellen zu dürfen. Es kann also sein, dass zwei Betroffene nur ein einziges dieser Kriterien gemeinsam haben und trotzdem dieselbe Diagnose erhalten. Dies zeigt, wie individuell verschieden Borderline sein kann. Fast alle Verhaltens- und Erlebnisweisen, die in diesen Kriterien beschrieben werden, findet man auch bei Menschen ohne Borderline, nur sind sie da weniger stark ausgeprägt – so gesehen sind sie ganz »normal«. Daher eignen sich diese Kriterien nicht, um sich selbst eine Diagnose zu stellen. Wer sich über seine Diagnose unsicher ist, sollte sich mit einem Psychologen oder Psychiater beraten, am besten mit jemandem, der ihn gut kennt und der Erfahrung mit der Borderline-Störung hat.

Im Folgenden beschreiben wir die neun Kriterien, wie sie Fachleute heute für die Diagnose verwenden. Wir haben sie in die Bereiche Verhalten, Gefühle, Wahrnehmung und Identität unterteilt. Während sich Borderline-Verhaltensweisen zumeist noch relativ gut mitteilen lassen, sind die Veränderungen in den Gefühlen und den Wahrnehmungen schon schwerer zu vermitteln. Besonders schwierig ist es nach unserer Erfahrung, die Veränderungen der Identität zu beschreiben. Doch sie sind es letztlich, die der Borderline-Persönlichkeit eigentlich zu Grunde liegen und die Verhaltens- und Gefühlsveränderungen bewirken, da Borderline eine tiefgreifende, bis an die Wurzeln des Ichs reichende Verunsicherung darüber ist, was diese Identität eigentlich ist.

Verhalten

Vermeidung von Alleinsein

Die Vermeidung von Alleinsein und die Angst vor Leere und Langeweile stehen für viele Betroffene in engem Zusammenhang. Um nicht in eine innere Leere zu stürzen, suchen sie Orte auf, an denen reges Treiben herrscht. Letztlich finden sie aber auch dort wenig Halt, sind allein unter vielen, in einer anonymen Menschenmenge, ohne wirklichen Kontakt zu den anderen. Viele Betroffene wagen es nicht, anderen von ihrer Angst vor dem Alleinsein zu berichten; sie befürchten, missverstanden oder nicht ernst genommen zu werden. Eine Betroffene erzählt, dass sie auf die geäußerte Befürchtung, die nächste Nacht nicht allein überstehen zu können, zu hören bekam, dass sie nun doch langsam aus dem Alter heraus sein müsse, sich allein zu Hause zu fürchten. Aber es ist nicht die Angst vor dem »Kellergeist«, wie sie es beschreibt, sondern die Angst, sich in sich selbst zu verlieren. Daher trifft der Begriff »Alleinsein« das Gefühl vieler Betroffener nur teilweise. Für sie geht es um die Vermeidung von Einsamkeits- und Verlassenheitsgefühlen. Die innere Einsamkeit kann zu einer so existenziellen Bedrohung werden, dass alles andere unwesentlich wird. Eine Betroffene berichtet, vor ihren Suizidversuchen immer tiefer in das Gefühl der Einsamkeit gerutscht zu sein. Jedes Mittel sei dann recht gewesen, um diesen Zustand zu beenden. Eine andere Borderline-Betroffene beschreibt das Gefühl dieser Einsamkeit als Widerhall sämtlicher Situationen des Alleinseins in der Vergangenheit.

Viele Betroffene haben in ihrer Kindheit beängstigende Situationen erlebt, in denen keiner für sie da war und sie hilflos auf sich gestellt waren, in denen sie mit ihrer Angst allein gelassen wurden. Für andere ist die Erinnerung an Trennungen oder an Verlassenwerden in einer Partnerschaft in einem solchen Augenblick wieder präsent, wenn auch vielleicht nur als unklares, bedrohliches Gefühl. Durch Schwierigkeiten im zwischenmenschlichen Verhalten oder in Partnerschaften sind viele Betroffene auch als Erwachsene relativ viel allein, was das Problem aufrechterhält. Vor allem wenn Job und Familienleben nur unzureichend gelingen, sind sie mit massiver Einsamkeit konfrontiert.

Kriterium 1 → Verzweifeltes Bemühen, tatsächliches oder vermutetes Verlassenwerden zu vermeiden. (Hier werden keine suizidalen oder selbstverletzenden Handlungen berücksichtigt, die in Kriterium 5 enthalten sind.)

Selbstverletzungen und Suizidverhalten

Borderline-Betroffene verletzen sich aus unterschiedlichen Gründen selbst. Manche schneiden sich mit einem Messer, einer Rasierklinge oder Ähnlichem an verschiedenen Stellen des Körpers, meist um sich selbst überhaupt wieder spüren zu können, wie sie sagen, oder um den inneren Schmerz sichtbar zu machen oder als Druckentlastung bei hoher Anspannung. Neben dieser Form der Selbstverletzung gibt es viele andere Formen wie Wundkratzen oder Aufkratzen verheilender Wunden, Brennen der Haut, beispielsweise mit Zigaretten, Schlucken von giftigen Substanzen und gefährlichen Gegenständen oder Schlagen bestimmter Körperstellen gegen Wände oder harte Gegenstände. Oft »passieren« den Betroffenen immer wieder Unfälle. Dann fällt es zunächst nicht auf, dass es sich um selbstverletzendes Verhalten handelt, sondern es scheint so, als sei derjenige ein »Pechvogel« und eben ein bisschen ungeschickt.

Viele Betroffene sehen keine Möglichkeit mehr, so weiterzuleben wie bisher. So findet sich in vielen Krankengeschichten gleich eine ganze Reihe von Suizidversuchen. Oft sind die Betroffenen gedanklich nur noch mit dem Thema Suizid beschäftigt und teilen dies durchaus auch ihrer Umgebung mit. Viele von ihnen berichten, dass sie der Gedanke an den Suizid oft jahrelang im Alltag begleitet und die Funktion einer Druckentlastung hat. Die Fachleute sprechen dann von »chronischer Suizidalität«. Häufig nimmt die Umgebung diese Suizidgedanken oder -versuche irgendwann nicht mehr ernst und fühlt sich erpresst oder bedroht. Das ist einerseits sicher nachvollziehbar, denn bei suizidalem Verhalten kann es für die Betroffenen auch darum gehen, Beziehungen unbewusst auf ihre Tragfähigkeit zu testen, was für die Umgebung sehr anstrengend ist. Andererseits ist es aber sehr gefährlich bzw. fahrlässig, die Problematik nicht ernst zu nehmen, denn es kommt immer wieder zu vollendeten Suiziden. Insofern ist Borderline auch eine »lebensgefährliche Erkrankung«, wie es eine Betroffene einmal ausdrückte.

Kriterium 5 → Wiederholte suizidale Handlungen, Suizidandeutungen oder -drohungen oder Selbstverletzungsverhalten.

Selbstschädigendes Verhalten

Selbstschädigendes Verhalten fängt lange vor offenkundiger Selbstverletzung und Suizidalität an. Was oft aus einer momentanen Stimmung heraus geschieht, kann weit reichende Auswirkungen haben. Verspielen von Geld oder unüberlegte Käufe führen zur Verschuldung. Unter Umständen kann dies Folgen für die gesamte Lebensplanung haben. Viele Betroffene kennen Verhaltensweisen, durch die sie sich in einen Zustand bringen, der für sie sehr negativ ist. Eine Betroffene beschreibt, wie sie sich ins Auto setzt, »finstere Musik« hört und durch einsame dunkle Gegenden fährt, obwohl sie weiß, dass sie sich dann noch einsamer fühlen wird und suizidal zu werden droht. Eine andere beschreibt, wie sie immer wieder Kontakte zu Personen herstellt, die ihr eigentlich schaden. Einige Borderline-Betroffene nehmen Drogen oder versuchen ihre Gefühle mit Alkohol zu betäuben, andere »kämpfen« mehrmals täglich mit Essanfällen (essen und erbrechen) oder Hungern, manche nehmen massenweise Abführmittel.

Sie alle bringen sich durch diese Verhaltensweisen an den Rand der körperlichen und seelischen Belastbarkeit. Es gibt Personen, die versuchen ihre Anspannung durch rücksichtsloses Autofahren zu verringern. Auch das sexuelle Verhalten, das eigentlich Lust und Freude bereiten sollte, kann zur Selbstschädigung werden, etwa bei

Sexualität mit Partnern, die man eigentlich nicht mag, bei sehr häufigem Wechsel von Sexualpartnern, bei rücksichtslosen Sexualpraktiken oder bei ungeschütztem Geschlechtsverkehr.

Kriterium 4 → Impulsivität in mindestens zwei potenziell selbstschädigenden Bereichen wie Geldausgeben, Sexualität, Substanzmissbrauch, rücksichtsloses Fahren, »Fressanfälle«. (Hier werden keine suizidalen oder selbstverletzenden Handlungen berücksichtigt, die in Kriterium 5 enthalten sind.)

Gefühle und zwischenmenschliche Beziehungen

Borderline-Betroffene haben oft Probleme, menschliches Verhalten auch in Zwischentönen wahrzunehmen, für viele sind Menschen in ihrer Umgebung entweder nur »gut« oder nur »böse«. Um eine Orientierung im inneren Gefühlschaos zu finden, versuchen viele die Menschen um sie herum einzuordnen in diejenigen, die sie unterstützen, und jene, die ihnen »feindlich« gesinnt zu sein scheinen. Es ist für sie schwer einfühlbar, wenn Menschen sich plötzlich anders verhalten als sonst. Wenn ein Freund ärgerlich wird und schimpft, vielleicht weil man eine gemeinsame Verabredung vergessen hat, ist es für manche Betroffene nicht möglich zu verstehen, dass dieser Freund nur das Verhalten, nicht aber die ganze Person kritisiert und sie trotzdem weiterhin schätzt. Ist ihnen eine Person wichtig geworden, können Borderline-Betroffene ihre gesamte soziale Energie auf diesen Menschen richten. So beschreibt eine Frau ihre Therapeutin als den wichtigsten Menschen für sich und glaubt, ohne diese therapeutische Beziehung nicht mehr weiterleben zu können. Eine andere Betroffene schildert, dass eine Steigerung der Tiefe der Beziehung schon bald nicht mehr möglich sei und sie den Kontakt enttäuscht und verletzt abbricht. Ein Therapeut hat die Art, sich auf Beziehungen einzulassen, einmal mit der Intensität einer Liebesbeziehung verglichen, bei der die Gedanken auch nur noch um die geliebte Person kreisen. Ein solcher Zustand ist allerdings nur eine begrenzte Zeit aufrechtzuerhalten.

Wenn sich eine als unterstützend wahrgenommene und positiv besetzte Person einmal nicht so verhält, wie es dem idealisierten Bild entspricht, kann es zu tiefster Verzweiflung und sogar zu Suizidgedanken kommen. Um diese Situationen aushalten zu können, werten viele Betroffene die vorher noch positiv gesehene Person massiv ab und sehen keinerlei gute Seiten mehr an ihr. Viele Betroffene verschwinden aus einer Beziehung, noch bevor es zum »großen Knall« kommen kann, etwa nach dem Motto: Bevor der mich verlässt, haue ich lieber selbst ab, denn ich würde es nicht aushalten, verlassen zu werden. Für Außenstehende wirkt das wie Flucht, für die Betroffenen ist es die einzige Möglichkeit, die Kontrolle über die Situation zu behalten. Viele haben deshalb irgendwann nur noch sehr oberflächliche Beziehungen zu ihren Mitmenschen, oft weil ihre unerfüllbare Sehnsucht nach »guten und liebevollen Eltern« oder nach Partnerschaft und Nähe in der Vergangenheit immer wieder in einem Desaster aus Chaos und manchmal sogar Gewalt endete. Manche Betroffene halten sich daher von jeglichen tieferen Beziehungen fern und haben nur noch »lockere« Kontakte. Sie sind also recht einsam, auch wenn sie scheinbar viele Sozialkontakte haben.

Kriterium 2 → Ein Muster instabiler, aber intensiver zwischenmenschlicher Beziehungen, das durch einen Wechsel zwischen den Extremen der Idealisierung und der Entwertung gekennzeichnet ist.

Stimmungsschwankungen

Viele Borderline-Betroffene kennen abrupte, extreme Gefühlsänderungen. Dies führt im Alltag oft zu Problemen. Betroffenen wird immer wieder unterstellt, ihr Erleben sei nicht »echt«, sondern nur gespielt. Es ist für Freunde oder Kollegen nur schwer vorstellbar, wie die Stimmung bei Borderline-Betroffenen innerhalb weniger Minuten völlig kippen kann. Vielen von ihnen wird beispielsweise vorgeworfen, sich kindisch zu benehmen. Sie sind es dann leid, sich ständig wegen ihrer rasanten Stimmungsumschwünge erklären zu müssen, und oft ist es für sie auch vollkommen unmöglich, eine plausible Erklärung zu finden.

Schnelle Stimmungswechsel erleben die meisten Erwachsenen eher selten, bei einem Kind hingegen wundert sich keiner, wenn es kurz nach einem heftigen Wutanfall wieder freudestrahlend lächelt. Bei einem Erwachsenen scheint das Gleiche jedoch nicht nachvollziehbar. Doch auch Erwachsene erleben manchmal, dass die Stimmung von totaler Ausgelassenheit in bittere Ernsthaftigkeit oder von Wut in Verzweiflung umschlägt. Das sind dann jedoch Ausnahmesituationen und nicht struktureller Bestandteil des Alltagserlebens. Borderline-Betroffene durchleben genau solche Wechsel scheinbar aus heiterem Himmel und sogar mehrmals täglich, wenn auch nach außen hin nicht immer sichtbar. Viele Betroffene berichten, dass ihre Stimmungen eine Reaktion auf Impulse der Umgebung seien. Die Reaktionen der Mitmenschen beeinflussen die Stimmung von Borderline-Betroffenen in wesentlich höherem Maße als bei anderen Menschen, sie liefern den Maßstab für das Wohlbefinden und die Leistungsfähigkeit. Die anderen Personen geben, ohne es zu wissen, die Impulse für Aktivität. Das geschieht, weil viele Borderline-Betroffene der eigenen Wahrnehmung nicht trauen und sie immer wieder an den Reaktionen der Umgebung überprüfen.

Menschen mit Borderline sind in hohem Maße empfänglich für Stimmungen ihrer Mitmenschen. Eine Betroffene beschreibt, dass sie manchmal das Gefühl habe, ihr sei die Haut abgezogen und sie sei allen Stimmungen, die ihr begegnen, schutzlos ausgeliefert. Ein kritischer Blick kann dann »schwerste Verletzungen« auslösen; ein nettes Wort hingegen kann »Balsam« sein. Zu den Stimmungen der Mitmenschen kommen vielfach auch die nicht einzuordnenden eigenen Stimmungen. Warum man eben noch fröhlich und zufrieden mit Leuten in der Kantine gesessen hat und eine halbe Stunde später zu Hause nur noch in Angst und Depression versinkt, ist nicht nur für Außenstehende, sondern auch für Betroffene selbst schwer zu begreifen.

Kriterium 6 → Affektive Instabilität infolge einer ausgeprägten Reaktivität der Stimmung (zum Beispiel hochgradige episodische Dysphorie, Reizbarkeit oder Angst, wobei diese Verstimmungen gewöhnlich einige Stunden und nur selten mehr als einige Tage andauern).

Umgang mit Wut

Dass die Wut »stärker als jede Vernunft« sein kann, trifft für viele Borderline-Betroffene in besonderem Maße zu. Sie sind häufig so wütend, dass sie ihr Verhalten nicht mehr kontrollieren können. Die Wut kann sich gegen Gegenstände, aber auch gegen Menschen oder gegen die eigene Person richten. Ein Unterscheidung zwischen männlicher und weiblicher Wut kann nur insofern vorgenommen werden, als Männer und Frauen in unserer Gesellschaft unterschiedlich gelernt haben mit Wut umzugehen. So richten Männer vielfach ihre Aggressionen nach außen und sind daher häufiger gewalttätig gegen die Umgebung. So mancher ist deshalb eher im Gefängnis als in einer Klinik anzutreffen. Frauen richten ihre Aggressionen häufig gegen sich selbst. Diese Form des Umgangs mit Aggressionen fällt daher nicht sofort auf.

Aber nicht alle Menschen mit Borderline leben ihre Wut wirklich aus. Es gibt viele, die keinerlei Ärger oder Wut verspüren. Manche haben zu viel Angst davor, dass sich andere Menschen zurückziehen, wenn sie ihren Ärger rauslassen. Eine Betroffene beschreibt, dass sie jeden Wutausdruck unterdrückt, weil sie befürchtet, sich sonst nicht mehr im Griff zu haben und völlig die Kontrolle über sich und was sie tut zu verlieren. Wut und Ärger überhaupt spüren zu dürfen ist für viele Borderline-Betroffene mit einem Verbot belegt. Würden sie mit diesen Gefühlen in Berührung kommen, täte sich vielleicht ein Abgrund von Verrat, Loyalitätsbruch und Vernichtungsangst auf. Hinter der Wut kann große Angst, Traurigkeit oder Verzweiflung stehen. Wut kann also ein starkes Gefühl sein, das andere Gefühle verdeckt – die irgendwann in einem riesigen Wutanfall explodieren können. Erst wenn dann »die Luft raus ist«, haben diese Betroffenen wieder Zugang zu ihren Gefühlen und sind in der Lage, die verdeckten Gefühle zu spüren. Die meisten Betroffenen leiden unter ihrer Wut und schämen sich dafür, dieses extreme Verhalten nicht kontrollieren zu können.

Kriterium 8 → Unangemessene, heftige Wut oder Schwierigkeiten, die Wut zu kontrollieren (zum Beispiel häufige Wutausbrüche, andauernde Wut, wiederholte körperliche Auseinandersetzungen).

Veränderte Wahrnehmungen

Viele Betroffene kennen eine phasenweise Veränderung der Wahrnehmung. Es kann ein Geräusch oder Geruch sein, der (unbewusste) Erinnerungen an lange zurückliegende Erfahrungen auslöst, Angst erzeugt und dazu führt, dass die Realität »wegrutscht«, weil plötzlich die Erinnerung viel echter wirkt als das, was gerade passiert. Oder Erschöpfung, beispielsweise durch Schlafstörungen oder Stress verursacht, führt dazu, dass die Betroffenen Veränderungen in der Wahrnehmung bemerken. Viele kennen die Angst, auseinander zu fallen, zu erstarren, sich aufzulösen, neben sich zu stehen, sich zuzuschauen, oder das Gefühl, unwirklich zu sein.

Fachleute gehen heute davon aus, dass einige Borderline-Betroffene sehr früh gelernt haben, in bedrohlichen Situationen die Realität auszublenden. Diese Fähigkeit ist sozusagen antrainiert und kann irgendwann ebenso automatisch ablaufen wie das Bremsen mit dem Auto vor einer roten Ampel. Wenn das Warnsignal aufleuchtet, funktioniert der Schutzmechanismus geradezu automatisch. Eine Betroffene berichtet, dass lautes Stimmgewirr große Ängste in ihr auslöst, weil es sie an bedrohliche Streitsituationen zwischen ihren Eltern erinnert. Dies führt dazu, dass sie die Realität nicht mehr wahrnimmt.

Viele Borderline-Betroffene kennen das Gefühl, Dinge zu hören oder zu sehen, die so nicht sein können. Diese Wahrnehmungen ähneln Halluzinationen und in vielen Krankheitsgeschichten von Personen mit Borderline finden sich aus diesem Grunde die Diagnosen Psychose oder Schizophrenie. Im Unterschied zu psychotischen Menschen halten Borderline-Betroffene diese veränderten Wahrnehmungen aber nicht wirklich für die Realität, sondern leiden stark darunter, dass diese Sinnestäuschungen sich nicht der Realität zuordnen lassen.

Eine Betroffene beschreibt, dass sie im Alltag immer wieder ihrem Großvater »begegne«, ihn sehe und auch das Gefühl habe, dass er sie im Vorbeigehen streife. Im selben Moment sei ihr bewusst, dass diese Begegnung nicht möglich sein könne, weil ihr Großvater seit Jahren nicht mehr lebt. In diesen Situationen hat sie Angst, »wirklich verrückt« zu werden, und ist darauf angewiesen, durch starke Reize von außen wieder ein Gefühl für die Wirklichkeit zu bekommen.

Kriterium 9 → Vorübergehende, durch Belastungen ausgelöste paranoide Vorstellungen oder schwere dissoziative Symptome.

Identität

Leere und Langeweile

Die im Abschnitt »Vermeidung von Alleinsein« beschriebenen Verhaltensweisen dienen letztlich dazu, Gefühle von Leere und Langeweile nicht aufkommen zu lassen. Wenn die innere Leere unerträglich wird und es keine Ablenkung oder Vermeidung von Alleinsein mehr gibt, setzen Betroffene oft die ihnen vertrauten Mechanismen des selbstzerstörerischen Verhaltens – bis hin zum Suizid(versuch) – ein, um das »Nichts« zu füllen.

Das Gefühl der Leere ist, ebenso wie die Angst vor dem Alleinsein, eines der elementarsten Gefühle des Borderline-Erlebens und bei vielen Betroffenen unterschwellig eigentlich immer vorhanden. Als »sich in sich selbst zu verlieren« bezeichnet eine Betroffene die Haltlosigkeit, die sie spürt, wenn das Gefühl der inneren Leere immer stärker wird. Eine andere erlebt es als »tiefes Grauen«. Es tritt oft dann auf, wenn andere Menschen unerreichbar scheinen, unstrukturierte Zeiträume überbrückt werden müssen und alle Möglichkeiten der Ablenkung bereits ausgeschöpft sind. Eine Betroffene beschreibt dieses Gefühl als ein Nichts, in das sie, wie in einen Strudel, mit kreisenden Bewegungen immer tiefer hineingezogen wird, alles scheint dann absurd und sinnlos. Das Leben hat jede Bedeutung verloren und erreichte Ziele werden unwichtig. Sie fragt sich, wer sie eigentlich ist. Die Leere schluckt alles.

Viele Betroffene haben das Gefühl, in ein schwarzes Loch gerissen zu werden, fühlen sich »gelähmt« und völlig handlungsunfähig, sie beschreiben ein Gefühl des Getrenntseins von allem und jedem. In die innere Leere zu stürzen bedeutet den Boden unter den Füßen zu verlieren, sich wie im freien Fall ohne Fallschirm wiederzufinden, sich kaum mehr zu spüren und sich innerlich tot zu fühlen. Borderline-Betroffene sind oft nicht in der Lage zu überblicken, dass diese Leere und Langeweile nach einer begrenzten Zeit wieder aufhören wird. Für sie beinhalten Gefühle von Leere und Langeweile eine Unabsehbarkeit, ein der Situation Ausgeliefertsein und eine Unerträglichkeit, die sie so schnell wie möglich beenden wollen.

Für die meisten Betroffenen ist es schwierig zu lernen, das Erleben von Leere und Langeweile ohne selbstzerstörerisches Verhalten auszuhalten, und sie sind zunächst auf Unterstützung von außen angewiesen. Durch Kontakte zu anderen Menschen kann es gelingen, das selbstzerstörerische Verhalten nicht einsetzen zu lassen. Manchmal ergeben sich solche Kontakte zufällig und können einer Situation die Schärfe nehmen, bevor sich das Gefühlschaos »hochschaukelt« und Unterstützung von außen nicht mehr angenommen werden kann. Oft sind Freunde und Angehörige in solchen Situationen eine große Hilfe. Eine Betroffene freut sich über überraschenden Besuch in der Klinik und erklärt, dass sie gerade überlegt habe, den Kopf gegen die Wand zu schlagen, weil sie sich so langweile. Nun müsse sie das ja nicht mehr tun, da sie Besuch bekommen habe. Eine andere Betroffene hat gelernt, dem Gefühl der Leere etwas entgegenzusetzen, indem sie selbst aktiv wird und so lange »durch die Gegend telefoniert«, bis sie jemanden gefunden hat, der sich die Zeit nimmt, mit ihr zu reden. Eine weitere Betroffene berichtet, dass sie immer neue Reize suche und nicht längere Zeit an einem Ort wohnen könne. Viele wechseln häufig ihre Arbeitsstellen, andere brechen Ausbildungen und Schulabschlüsse ab, weil sie sich in vorgegebenen, unflexiblen Strukturen »langweilen«.

Für viele Borderline-Betroffene ist ein »Leben auf der Überholspur« Alltag. Sie geraten in Panik und reagieren mit Selbstverletzungen oder anderen Borderline-Verhaltensweisen, wenn beispielsweise ein fest einkalkulierter Termin unvorhergesehen ausfällt und dadurch »Leere« entsteht. Sie vermeiden es, auch bei absoluter Erschöpfung, das Tempo zu verlangsamen, um nicht in die innere Leere und Langeweile zu stürzen.

Kriterium 7 → Chronische Gefühle von Leere und Langeweile.

Instabilität des Selbstbildes

Viele Borderline-Betroffene haben das Gefühl, sich selbst fremd zu sein. Oft haben sie schon sehr früh gehört, dass sie nicht »in Ordnung« seien. Viele Betroffene versuchen daher ihr Verhalten und Erscheinungsbild immer wieder nach den Erwartungen ihrer Umgebung zu richten und verhalten sich im Kontakt zu unterschiedlichen Menschen grundverschieden. Eine Betroffene erzählt, dass sie die Menschen in ihrem Bekanntenkreis niemals gleichzeitig auf eine Party einladen könne, weil sie im Kontakt zu jedem Einzelnen so unterschiedlich sei, dass jeder ein anderes Bild von ihr habe und sie dann gar nicht mehr wisse, wie sie sich verhalten solle.

Borderline-Betroffene sind auf den ersten Blick sozial gut integriert und »funktionieren« nach außen gut, sind innerlich aber »löchrig wie Schweizer Käse«. Ihre vermeintliche Unabhängigkeit ist meist nur eine »Pseudoautonomie«. Ebenso problematisch ist für viele Betroffene die Einschätzung ihres Könnens. Die emotionale und intellektuelle Leistungsfähigkeit klaffen vielfach auseinander. Borderline-Betroffene suchen sich daher oft Arbeitsplätze, die sie *intellektuell unter*fordern, oder wählen Arbeitsstellen, die sie *emotional über*fordern. Es gibt Momente, in denen sie sich nichts zutrauen, dann wieder haben sie das Gefühl, keine Hürde sei zu hoch. So wird das Verhalten einer Betroffenen verständlich, die sich gleichzeitig für einen Platz in einer beschützenden Werkstätte und für eine Ausbildung als Stewardess bei einer internationalen Fluggesellschaft beworben hatte.

Die meisten Borderline-Betroffenen sind unfähig zu einem einigermaßen »runden« Lebensentwurf, also die Zukunft zu planen, zu wissen, was ihnen Spaß macht und was sie wirklich interessiert. Sind sie heute von etwas felsenfest überzeugt und überzeugen sogar andere davon, werfen sie ein paar Tage später alles über den Haufen und müssen wieder von vorn anfangen zu überlegen und zu planen.

Viele Betroffene haben das Gefühl, sie seien »anders«, mit ihnen stimme etwas nicht, und fühlen sich nicht dazugehörig. Eine Betroffene beschreibt es als das Gefühl, ein »Fassadenleben« zu führen, sich wie ein Kind unter lauter Erwachsenen zu fühlen, innerlich völlig hilflos zu sein, nach außen hin aber kompetent zu wirken. So sind Personen mit Borderline oft auch in ihrer sexuellen Orientierung unsicher und einige machen Erfahrungen sowohl im homosexuellen als auch im heterosexuellen Bereich, immer auf der Suche nach dem, was für sie richtig sein könnte.

Kriterium 3 → Identitätsstörung: ausgeprägte und andauernde Instabilität des Selbstbildes oder der Selbstwahrnehmung.

Die Diagnostik erfolgt im deutschsprachigen Raum über die Internationale Klassifikation psychischer Störungen (ICD). Derzeit liegt die 10. Version vor. Die Borderline Persönlichkeitsstörung wird hier als eine Kategorie der emotional instabilen Persönlichkeitsstörung beschrieben. In manchen Arztberichten findet sich daher auch die Diagnose: Emotional instabile Persönlichkeitsstörung vom Borderline-Typus.

Betroffene mit längeren Krankengeschichten berichten, dass sie zunächst eine Vielzahl von Diagnosen hatten, die einzelne Aspekte, nie aber das gesamte Leid erfasst haben. Heute bekommen Betroffene in aller Regel früher die Diagnose und können entsprechend früher auch passende Therapieangebote nutzen.

Anregungen

Viele Menschen der Umgebung, seien dies Angehörige, Freunde, Nachbarn oder Arbeitskollegen, haben häufig große Schwierigkeiten damit, Borderline-Erlebnis- und -Verhaltensweisen zu verstehen. Auch aus diesem Grund fällt es ihnen schwer, verständnisvoll zu reagieren. Um bestimmte Verhaltensweisen nachvollziehen zu können, brauchen sie eine »Übersetzungshilfe« durch die Betroffenen. Daher folgende Fragen:

Wem möchte ich etwas mehr von meinem Erleben erzählen, damit er mein Verhalten besser nachvollziehen kann?

1. ....

2. ....

3. ....

Was sollten diese Menschen wissen? Worüber könnte ich relativ leicht mit ihnen sprechen?

Nähere dich vorsichtig dem Erzählen an. Gib nur so viel von dir preis, dass du ein gutes Gefühl dabei behältst (siehe auch den Abschnitt zum Coming-out im Kapitel zu den »Folgen«). Meistens ist es leichter, zunächst das problematische Verhalten und Erleben zu beschreiben, als schon über die Brüchigkeit der eigenen Identität zu sprechen.

Manchmal kann es auch hilfreich sein, jemandem ein Buch (mit Erfahrungsberichten) zu geben oder ihm einen Ausschnitt daraus zu fotokopieren.

Borderline besser verstehen

Während meiner Klinikaufenthalte habe ich gesehen, wie viel Kraft die meisten Borderliner in sich haben. Die Kraft, mit der sie sich selbst verletzen, die Energie, dies immer wieder zu tun, die Kraft, die viele in ihrem Beruf zeigen, die enorme Energie, ein Ziel anzugehen – auch wenn es nicht immer positiv ausging.
Steffi

Ich bin mittendrin in dem Leben, das ich leben will, und ich lasse es mir nicht mehr wegnehmen. Von den Freunden, die mich früher so mochten, weil ich immer alles im Griff hatte, sind einige geblieben, die mich auch dann mögen, wenn sich Schatten auf meiner Seele tummeln. Ich bin nicht mehr allein. Das haben wir zusammen geschafft.
Heike Marie

Dass ich Borderliner bin, ermöglicht mir halt eine Perspektive aufs Leben, die normale Menschen niemals verstehen können, und mein Leben ist nicht schlecht, auch wenn es mir nichts bedeutet. Ich kann unvernünftige und selbstzerstörerische Dinge ganz bewusst tun und somit Grenzen übertreten, an die Normale gar nicht rankommen.
Wolf

Jenseits der reinen Symptome der Borderline-Problematik spielt natürlich auch die Art und Weise eine Rolle, wie Betroffene und ihre Umgebung die daraus resultierenden Schwierigkeiten erleben und wie sie mit ihnen umgehen. Wird Borderline als Krankheit, als sinnvolle Überlebensstrategie oder als erfolgloser Bewältigungsversuch betrachtet? Welche Erklärungen über die Ursachen der Erkrankung jemand hat und welche Chancen er zur Besserung sieht, entscheidet mit darüber, wie jemand mit den Borderline-Problemen umgeht. Wie kann es gelingen, die Schwierigkeiten als Teil der Persönlichkeit zu akzeptieren und sie dennoch nicht zum alles beherrschenden Lebensthema werden zu lassen?

Bin ich wirklich krank?

Viele Borderline-Betroffene haben gar nicht das Gefühl, krank zu sein. Sie fragen sich, ob sie nicht vielleicht nur »simulieren«, wenn sie sich hin und wieder so schlecht fühlen und glauben, das Leben keine Sekunde länger aushalten zu können, obwohl sie gleichzeitig an ihrem Arbeitsplatz Höchstleistungen erbringen. Sie haben das Gefühl, in einem »gigantischen Theaterstück« mitzuspielen, aus dem sie jederzeit aussteigen können. Sie fragen sich dann, ob sie nicht doch kerngesund sind und das merkwürdige Gefühl, dass irgendetwas nicht stimmt, durch mehr Selbstdisziplin o. Ä. loswerden können.

Wenn man sich nicht krank fühlt, ist es schwierig, sich Hilfe zu holen. Was soll man beim Arzt, wenn man nicht erklären kann, was mit einem los ist? Wie soll man das Unerklärbare in Worte fassen? Viele Betroffene kennen ihre Symptome seit der Pubertät, manchmal schon seit der Kindheit. Selbstverletzung, Suizidgedanken und ständige Flucht vor dem Alleinsein gehören für Borderline-Betroffene unter

Umständen ebenso zum Alltag wie das morgendliche Zähneputzen oder die Fahrt zur Schule oder zur Arbeit. Auch deshalb ist es schwierig, sich als krank zu beschreiben. Noch einmal schwieriger wird es, weil die typischen Borderline-Probleme zumeist sehr extreme Ausprägungen von Erlebnisweisen sind, die so gut wie jeder Mensch kennt: Ein inneres Gefühl von Leere, Ängste, Wutgefühle oder die Neigung zur Sucht sind nur einige davon. Bei Personen mit Borderline sind sie in ihrer Ausprägung jedoch gefährlich verstärkt und bewirken dadurch Schwierigkeiten vor allem im zwischenmenschlichen Umgang.

Als krank zu gelten ist daher für viele Betroffene eher problematisch. Zwar sind sie einerseits sehr erleichtert, sich in einer Krankheitsdefinition wiederzufinden, das »Kind hat dann endlich einen Namen«, andererseits erleben sie diese Definition als eine stigmatisierende Zuschreibung von außen: Menschen, die nicht »pflegeleicht« und unkompliziert sind, werden als krank abqualifiziert und sollen durch Therapeuten oder Medikamente wieder »gesellschaftsfähig« gemacht werden. Viele Betroffene wehren sich auch zu Recht gegen das negative Bild und vorhandene Vorurteile Borderline gegenüber. Borderline kann also ganz verschieden betrachtet werden: Oft ist es eine Sammlung wunderbarer Fähigkeiten, häufig ist es eine lebensgefährliche Krankheit und fast immer ist es ein psychisches Problem, das mit vielen kleinen Problemen im Alltag verbunden ist.

Das Stehaufmännchen

Personen mit Borderline sind Überlebenskünstler. Eine Betroffene sagt: »Wir sind wie ein Stehaufmännchen: Man kann uns umwerfen, wie man will, wir kommen immer wieder auf die Beine.« Und tatsächlich sind die meisten Betroffenen Kämpfernaturen. Sie wollen leben und sind bereit, einiges dafür zu tun. Das zeigt sich nicht nur bei der Bewältigung der Borderline-Probleme, sondern schon viel früher. Viele Symptome sind nämlich eigentlich schon Versuche der Bewältigung schrecklicher Erfahrungen. Borderline ist also in gewisser Weise zunächst gar nicht das Problem, sondern schon ein Lösungsversuch. Eindrücklich lässt sich das am Beispiel der veränderten Wahrnehmung zeigen: Viele Menschen, die schwere Traumaerfahrungen gemacht haben, entwickeln die Fähigkeit, aus ihrem Körper »auszusteigen«. Fachleute sprechen dann von »Dissoziation«. Betroffene berichten etwa, dass sie mit viel Abstand beobachtet haben, wie ihrem eigenen Körper Schmerzen zugefügt wurden, ohne diese Schmerzen wirklich zu spüren. Dieses Aussteigen ist ein sehr sinnvoller Versuch des Organismus, den Schmerz ertragbar zu halten.

Im späteren Leben hält diese Neigung zur Dissoziation unter Umständen jedoch an, d.h., die betroffene Person kann immer wieder in einen solchen Zustand geraten. Nun ist dieser Zustand häufig sehr unangenehm, weil sich der Mensch gar nicht mehr spürt, »neben sich steht« und den Kontakt zu seinen Wahrnehmungen verloren hat. Ein wirksames Mittel gegen solche Dissoziationen können wiederum Selbstverletzungen sein, die fast immer dazu führen, dass das Fremdheitserleben binnen sehr kurzer Zeit aufhört und der betroffene Mensch seine normale Wahrnehmung wiedererlangt. Das »Aussteigen« aus dem eigenen Körper ist also eine kurzfristig hilfreiche Strategie, um das Trauma zu ertragen. Die Selbstverletzungen wiederum helfen, die Dissoziation zu beenden.

Auch bei vielen anderen Borderline-Symptomen wird deutlich, dass sie für den Organismus eine hilfreiche Funktion haben. Letztlich müssten wir also zunächst froh sein, dass es die Möglichkeit der Borderline-Symptome überhaupt gibt, denn sonst hätte die Person bestimmte Belastungen und Traumata vielleicht nicht überlebt. Längerfristig sind diese Überlebensstrategien allerdings selbstschädigend. Krankheit und Überlebensstrategie liegen hier also eng beieinander.

Sind alle Borderliner schrecklich?

Leider hat sich Borderline in der Vergangenheit sozusagen als Synomym für »schwierig« durchgesetzt und die Diagnose ist somit vielfach bei therapeutisch Tätigen negativ vorbelastet. Die Betroffenen gelten als »Therapeutenkiller« oder als »manipulativ«. »Nicht schon wieder ein Borderliner«, heißt es auf vielen psychiatrischen Stationen, wenn ein neuer Borderline-Patient angekündigt wird. Vor allem von Seiten der Psychoanalyse werden in Zusammenhang mit Borderline zahlreiche Begriffe verwendet wie »primitive Abwehrmechanismen«, »Über-Ich-Defekt« oder »maligne Regression«, die schnell stigmatisierend wirken. Mit diesen Begriffen wird das Verhalten und Erleben von Borderline-Betroffenen abgewertet. Andere Fachleute geben den Betroffenen auch lieber nicht die »schlimme« Diagnose Borderline, sondern entscheiden sich für das »Posttraumatische Belastungssyndrom«.

Borderline-Klienten spüren diese Ablehnung und das Image der Erkrankung sehr genau. »Als ich das erste Mal die Diagnose hörte, war ich vor allem beleidigt«, schreibt eine Betroffene. »Das war eine riesige Frechheit«, meint eine andere. Groß ist dann die Gefahr sich selbst erfüllender Prophezeihungen und Festschreibungen auch bei den Betroffenen. »Wenn ihr Borderline wollt, könnt ihr Borderline haben«, ist die wütende Reaktion einer Betroffenen auf die Diagnosestellung gewesen. Gerade bei Borderline ist diese negative Voreinstellung vieler Fachleute sehr gefährlich: Borderline beschreibt eine Brüchigkeit in der Identität: Ich weiß nicht, wer ich eigentlich bin, ich weiß nicht, wo meine Grenzen sind, ich weiß nicht, ob ich meinen Kompetenzen trauen kann, und habe Schwierigkeiten bei der Wahrnehmung meiner Eigenschaften. Deshalb sind Betroffene besonders sensibel für alle Zuschreibungen von außen, vor allem wenn sie von Therapeuten kommen, zu denen die Personen eine sehr intensive und ausgesprochen wichtige Beziehung haben. Teilweise warten sie geradezu auf diese Einschätzungen, um sich an sie anzupassen, sich entsprechend zu verhalten und die Eigenschaften in ihre Identität zu integrieren.

Es gibt verschiedene Gründe für die negativen Einschätzungen der Umgebung. Ein wichtiger Grund ist die Schwierigkeit, Borderline-Verhalten zu verstehen. Wie kommt es, dass jemand in einem Augenblick noch heiter und ausgelassen ist und sich zehn Minuten später schwere Selbstverletzungen zufügt? Für die Umgebung macht ein solches Verhalten keinen Sinn, es ist so fremd, dass es nicht mehr nachvollziehbar erscheint. Den Betroffenen wird schnell unterstellt, sich absichtlich auf eine bestimmte Art zu verhalten, um ihre Umgebung zu einem bestimmten Verhalten zu bewegen, ja sogar zu etwas zu »zwingen«. Die Menschen der Umgebung fühlen sich »manipuliert«. Es gibt verschiedene Verhaltensweisen, die einen solchen Eindruck nahe legen. Zuweilen wird ein Verhalten auch tatsächlich eingesetzt, um damit etwas beim anderen zu erreichen. Hinter diesen deutlichen Versuchen, jemanden zu beeinflussen, verbirgt sich eine sehr starke innere Not. So kann sich jemand vom Alleinsein dermaßen existenziell bedroht fühlen, dass er fast alles tun würde, um diesen Zustand zu vermeiden. Sogar die Androhung eines Suizids kann dann ein Mittel sein.

Im Kontakt zwischen Borderline-Betroffenen und der Umgebung ist es sehr wichtig, dass die Betroffenen Gelegenheit bekommen, von ihrem Erleben zu berichten, ohne Angst vor Be- bzw. Entwertung haben zu müssen, und so gleichzeitig dem anderen helfen, die Borderline-Sprache besser zu verstehen. So lassen sich letztlich Vorurteile und Fehleinschätzungen überwinden. Ein anderer Grund für die oft negative Einschätzung der Umgebung liegt wohl darin, dass sich Angehörige wie auch Fachleute im Kontakt schnell überfordert fühlen und einfach nicht mehr wissen, wie sie helfen können. Die Konfrontation mit der eigenen Hilflosigkeit ist dabei ein Grund, den Kontakt zu Betroffenen abzuwehren oder ganz zu vermeiden.

Borderline-Betroffene brauchen Kontakt zu Menschen, die in der Lage sind, ihre eigenen Grenzen gut wahrzunehmen und für die Betroffenen eindeutig zu benennen. Werden persönliche Grenzen von beiden Seiten nicht deutlich genug aufgezeigt und in der Folge überschritten, kommt es bei den Betroffenen möglicherweise zu einem Rückzug in vertrautes »Borderline-Verhalten« und das Gegenüber reagiert wahrscheinlich irgendwann mit Wut, Ablehnung und der Einschätzung: »Borderliner sind einfach schrecklich!«

Die »Borderline-Brille«

»Ich bin Borderline« ist ein häufiger Ausspruch von Betroffenen. Wenn ich nicht weiß, wer ich bin, dann ist es immer noch besser, Borderline zu sein, als irgendetwas Unfassbares. Diese Haltung ist nur vor dem Hintergrund der grundlegenden Unsicherheit der eigenen Identität zu verstehen.

Kein Mensch käme beispielsweise auf die Idee zu sagen, »Ich bin Diabetes«, weil die Erkrankung sowohl vom Betreffenden selbst als auch von seiner Umgebung als klar abgrenzbarer Krankheitszustand wahrgenommen wird und nicht als Teil der Person. Das ist bei den so genannten Persönlichkeitsstörungen anders. Eine Betroffene beschreibt, wie sie sich in der Klinik irgendwann nur noch auf die Diagnose reduziert gefühlt habe. Wenn sich neue Stationsmitarbeiter mit Namen bei ihr vorgestellt haben, hat sie mit ironischem Unterton »Angenehm, Borderline!« geantwortet. Und auch von Angehörigen oder Freunden wird oft sämtliches Verhalten der Betroffenen auf die Borderline-Störung zurückgeführt. Den Betroffenen selbst fällt es oft schwer, einzuschätzen, welche ihrer Verhaltensweisen »normal« sind und welche etwas mit der Borderline-Problematik zu tun haben. Schnell wird dann alles als Borderline-Verhalten interpretiert.

Dieses Problem entsteht auch, weil Borderline-Erlebnisweisen viel mit der Persönlichkeit eines Menschen zu tun haben. Borderline ist eben keine phasenhaft verlaufende Störung, bei der sich klar zwischen gesunden und kranken Phasen unterscheiden lässt. Vielmehr durchzieht Borderline den ganzen Alltag einer Person. Trotzdem glauben wir, dass der allergrößte Teil des Verhaltens und Erlebens von Borderline-Betroffenen eigentlich ganz normal ist. Alle Borderline-Verhaltensweisen kommen auch bei so genannten »Gesunden« vor. Borderline-Erleben ist lediglich übersteigert, gefährlich verstärkt, aber nicht grundsätzlich vom anderen Erleben zu unterscheiden. Die deutliche Übersteigerung von bestimmten Erlebnisweisen kann dann als Borderline-Erleben verstanden werden.

Aber selbst wer Borderline-Züge zeigt, verhält sich in den meisten Situationen des Alltags vollkommen »normal«. Rund 80 Prozent des Verhaltens und Erlebens von Borderline-Betroffenen sind völlig normal, sie zeigt auch jeder, der nicht mit »Borderline« diagnostiziert wurde. Nur etwa 20 Prozent sind so stark, dass es als borderline-spezifisch gelten kann. Von Fachleuten und in der Folge auch von

Betroffenen wird das Verhältnis allerdings oft umgekehrt angesehen: Der allergrößte Teil des Verhaltens und Erlebens wird als Borderline und damit als unnormal und krank interpretiert, nur ein kleiner Teil wird als normal verstanden.

Natürlich ist es wichtig, die borderlinetypischen Verhaltensweisen zu erkennen, es ist aber genauso wichtig, sich und andere nicht ständig durch die »Borderline-Brille« zu betrachten. Wenn ein Borderline-Betroffener etwa mit einem anderen Menschen in Streit gerät, dann heißt es schnell: »Typisch Borderline!« Damit wird dem Betroffenen einseitig die Verantwortung für den Konflikt gegeben, ohne zu berücksichtigen, dass alle Menschen hin und wieder mit anderen in Konflikte geraten. Der Streit *kann* etwas mit der Borderline-Problematik zu tun haben, *muss* es aber nicht. Während der Arbeit an diesem Buch haben wir festgestellt, dass fast jedes Verhalten als Borderline interpretiert werden kann, wenn es nur durch diese Brille betrachtet wird. Das bedeutet, die Wahrnehmung der Fachleute, der Betroffenen und ihrer Umgebung ändert sich schlagartig, sobald die Diagnose Borderline im Raum steht.

Besonders problematisch wird die »Borderline-Brille« dann, wenn sich Betroffene langsam von der Symptomatik befreien und die Störung überwinden, denn wenn es Betroffenen, Angehörigen und Fachleuten nicht gelingt, die Brille abzusetzen, dann werden weiterhin viele Verhaltensweisen als borderlinetypisch interpretiert, auch wenn sie es eigentlich gar nicht mehr sind. Die Brille abzusetzen ist aber oft schwierig, denn im Laufe der Jahre ist sie förmlich festgewachsen. Von professioneller Seite sind daher Anregungen und Unterstützungen nötig, um sich von dem Etikett Borderline wieder lösen zu können. Verhaltensweisen, die bei starker Symptomatik durchaus sinnvolle Bewältigungsstrategien sind, können bei der Loslösung zu einem

Widerhaken werden, der die Befreiung aus dem Borderline-Netz behindert. Betroffene, die sich auf dem Weg der Gesundung befinden, haben uns berichtet, dass sie alle Verhaltensweisen vermeiden, die als Borderline interpretiert werden könnten. Da traut sich dann jemand auch nicht mehr angemessenen Ärger zu zeigen, weil er befürchtet, gleich wieder »Typisch Borderline!« zu hören zu bekommen. Das wiederum führt zu einer erneuten Verunsicherung der Betroffenen darüber, welches Verhalten denn nun eigentlich »normal« ist. Die Borderline-Brille abzulegen kann daher nur gelingen, wenn es Fachleute, Betroffene und Angehörige gemeinsam tun.

Die Ursachen – warum ausgerechnet ich?

»Welche Ursachen hat Borderline? Kann so was vererbt werden?«, fragt eine Betroffene und eine andere berichtet, sie habe gelesen, die Ursachen könnten sowohl körperlicher als auch psychischer Missbrauch sein. »Gibt es neurochemische Hintergründe?«, will eine weitere Betroffene wissen und: »Welchen Einfluss hat die Gesellschaft auf die Entstehung von Borderline?« Die Suche nach den Ursachen ist für viele Betroffene ein wichtiges Thema. Sie setzen sich oft sehr gründlich mit den aktuellen Fragen und Erklärungsversuchen der Forschung auseinander oder suchen in Erfahrungsberichten anderer Betroffener Übereinstimmungen mit dem eigenen Erleben, um endlich Erklärungen für ihr Verhalten zu finden.

In der Wissenschaft werden immer wieder neue und andere Fragestellungen zu den Entstehungsursachen diskutiert. Fest steht lediglich: Äußerst belastende Erfahrungen in der Kindheit und Jugend sind eine der Hauptursachen für Borderline (siehe Kapitel »Traumaerfahrungen«). Neben den Borderline-Betroffenen mit schweren lebensgeschichtlichen Erfahrungen gibt es auch viele, die keinerlei Trauma erlebt haben und trotzdem unter Borderline-Symptomen leiden. Von einigen Fachleuten wird daher diskutiert, ob es sich bei Borderline möglicherweise um mehrere verschiedene Erkrankungen handelt, die zwar einige Gemeinsamkeiten, aber auch viele Unterschiede aufweisen. Gegenwärtig wird auch viel darüber geforscht, ob es eine biologische Anlage für Borderline-Erlebnisweisen geben könnte. Dabei wird nicht davon ausgegangen, die Erkrankung selbst könne vererbt werden. Vielmehr nimmt man an, dass etwa die Art und Weise, wie ein Mensch Gefühle erlebt und mit diesen umgeht, durch bestimmte biologische Einflüsse mitgeprägt wird.

Viele Borderline-Betroffene verfolgen die Ergebnisse der neuesten Forschung und die daraus folgenden neuen Therapieangebote auch mit einer gewissen Hoffnung, dass neue Hilfemöglichkeiten entwickelt werden könnten. Außerdem vergleichen sie die Erklärungsansätze mit ihren eigenen biografischen Erfahrungen. Parallelen zwischen Erfahrungsberichten oder Ergebnissen der Forschung und der eigenen Biografie zu finden kann sehr erleichternd sein. Vielen Betroffenen ist es überhaupt erst mit dem Wissen um die Gründe für ihr Erleben möglich, die eigenen Probleme als Bewältigungsstrategie zu verstehen und sich wieder mit mehr Selbstachtung zu begegnen. Hinter der teils intensiven Ursachensuche steht häufig das Bedürfnis, das eigene Verhalten und Handeln endlich besser zu begreifen. Viele Betroffene ringen außerdem darum, dass ihr Erleben und Verhalten tatsächlich als wissenschaftlich nachweisbare Krankheit anerkannt wird und es nicht nur ihre »Charakterschwäche« ist, die immer wieder zu Borderline-Problemen führt.

Eng mit der Frage nach den Ursachen ist auch die Frage nach der »Schuld« verbunden. Wenn es um Erfahrungen von körperlichem oder seelischem Missbrauch geht, muss auch über Schuld diskutiert werden dürfen. Zahlreiche Borderline-Betroffene sind durch das Versagen von wichtigen Bezugspersonen in den Strudel psychischer Probleme geraten. Menschen ihrer Umgebung haben sich schuldig gemacht, weil sie die Bedürfnisse des Kindes oder Jugendlichen vollkommen vernachlässigt oder Grenzen tabulos überschritten haben. Dies anzuerkennen ist für die Betroffenen häufig sehr entlastend. Lisa beschreibt das so: »Es war eine riesige Entlastung, als meine Therapeutin gesagt hat: Deine Wahrnehmung hat immer gestimmt. Es ging gar nicht darum, irgendwen in aller Öffentlichkeit zu beschuldigen, sondern das, was ich immer gefühlt habe, wurde mit diesem einen Satz gewürdigt und mir war plötzlich klar, dass ich nicht für alles verantwortlich war, was früher schief ging.« Über Schuld zu sprechen und diese anzuerkennen ist aber etwas anderes, als dem anderen immer wieder Schuldvorwürfe zu machen. Diese helfen niemandem und fesseln die Betroffenen lediglich weiter an ihre Symptomatik.

Je länger wir uns mit der Borderline-Störung beschäftigt haben, desto deutlicher wurde uns, dass eine Suche nach den Ursachen für die Veränderung der Probleme nur wenig hilfreich ist. Eine Beschäftigung mit möglichen Ursachen ist nützlich, um Borderline-Verhaltensweisen besser zu verstehen, aber kaum, um sie zu überwinden. Die Suche nach den Ursachen darf nicht dazu führen, dass die Energie für Veränderung fehlt. Marsha Linehan, die Begründerin der »Dialektisch-Behavioralen Therapie« (siehe Kapitel »Gute professionelle Fremdhilfe finden«), spricht davon, dass Borderline-Betroffene ihre Probleme in der Regel nicht selbst verursacht haben, sie aber selbst lösen müssen.

Lieber Borderline als Biedermann?

In Krisenzeiten haben die meisten Betroffenen den Wunsch, ein ganz normales Leben ohne dauernde Hochspannung, Ziellosigkeit, Beziehungschaos oder verheerende Tiefs zu führen. Gleichzeitig wollen viele Betroffene ihre gefühlvolle Seite, ihre Sensibilität, Fantasie und Kreativität nicht verlieren, auch wenn das alles sie manchmal fast um den Verstand bringt. Sie finden ein normales Leben einfach »stinklangweilig« und suchen immer wieder den Kitzel der Extremerfahrung. Sie leben ein »Leben auf der Überholspur« und versuchen hinter die Fassaden und Masken zu schauen. Als »lebensmüde« diagnostizieren die Fachleute bei Borderline-Betroffenen diese Suche nach Kicks und Tiefe – übrigens ungeachtet der Tatsache, dass ein Großteil der Freizeitindustrie von dieser Sehnsucht der Menschen nach Grenzerfahrungen und Risiko lebt.

Eine Betroffene sagt, dass sie nicht wisse, ob es ihr recht wäre, wenn ihr ihre Diagnose genommen würde und sie plötzlich als ganz normal gälte. Die Erkrankung ist für sie so sehr Teil ihrer Identität geworden, dass sie Angst hat, auch die positiven Seiten könnten irgendwann mit »wegtherapiert« werden. Für Betroffene kann es hilfreich sein, zu überlegen, welche positiven Seiten von Borderline sie nicht verlieren möchten. Bevor sie sich mit Selbsthilfe beschäftigen, müssen sie klären, was sie von Borderline tatsächlich »loswerden« und was sie »beibehalten« möchten. Die Besserung negativer Symptome muss nicht notwendigerweise durch den Verlust positiver Seiten »erkauft« werden. Wer beispielsweise in depressiven Phasen besonders gut malen konnte, wird seine Fähigkeit, kreativ zu sein, nicht verlieren, weil er im Laufe der Therapie immer seltener in »Zustände« uferloser Verzweiflung gerät. Er wird aber andere Wege suchen müssen, um wieder in die intensive Stimmung zum Malen hineinzukommen.

Menschen mit einer »Borderline-Vergangenheit« werden vermutlich nie ein ganz normales Leben führen, für viele wird die Diagnose aber im Laufe der Zeit immer unwichtiger. Lisa beschreibt das so: »Ich bin eben so und in vielen Dingen ganz anders als andere Menschen. Ich habe gelernt, meine Energien nicht mehr gegen mich zu richten. Der Rest ›Verrücktheit‹ – mein Anderssein – bleibt mir und ich würde ihn auch nicht hergeben. Was auch immer passiert, ich komme da durch, auch wenn es manchmal unerträglich scheint. Ich bin gelassener geworden und habe gelernt, die Dinge auf mich zukommen zu lassen. Ich weiß, dass es letztlich keine Sicherheiten gibt, und wenn man das weiß, dann kann eigentlich nicht mehr so viel passieren.«

Hilfe und Selbsthilfe sind möglich

Borderline hat es in sich. Es ist kein Schnupfen und keine leichte psychische Krise, die bald wieder abklingt. Vielmehr ist Borderline ein bestimmter Verhaltens- und Erlebensstil, der die Betroffenen und auch ihre Angehörigen lange begleitet und ihnen immer wieder das Leben schwer machen kann. Trotzdem kann man Borderline bewältigen und einiges dafür tun, dass die Symptomatik deutlich nachlässt.

Lange galt die Borderline-Therapie als fast aussichtslos. Der klinische Psychologe und Schriftsteller Jonathan Kellerman beschreibt das in seinem Buch *Silent partner* so: »Der Borderline-Patient ist der Alptraum eines jeden Therapeuten [...], denn Borderline-Fälle werden niemals wirklich besser. [...] Borderline-Patienten wandern von Therapeut zu Therapeut und hoffen, dass sie das Wundermittel gegen die erdrückenden Gefühle der Leere finden. [...] Nur eines machen sie nicht: sich ändern.« Heute wissen wir, dass solche Einschätzungen vor allem auf der Hilflosigkeit der Helfer beruhen. Lange gab es keine wirkungsvollen Behandlungsmethoden und anstatt das ehrlich zuzugeben, wurde die Erkrankung als so schwer eingeschätzt, dass sie eigentlich nicht behandelbar sei. Zu lange versuchten Fachleute bei Borderline-Klienten Methoden anzuwenden, die bei anderen psychischen Schwierigkeiten hilfreich waren – allerdings mit sehr mäßigem Erfolg. Erst seitdem sich Therapeuten bemühen, borderlinespezifische Therapieansätze zu entwickeln und zu nutzen, werden die psychotherapeutischen Verfahren zunehmend hilfreich. Mehrere Untersuchungen zeigen heute, dass viele Betroffene von borderlinespezifischen Therapieverfahren deutlich profitieren und auch nach der Therapie stabiler im Leben stehen als zuvor.

Borderline ist also mittlerweile eine behandelbare Krankheit, häufig ist sie sogar gut behandelbar. Da Borderline Teil einer Person ist, verschwindet es allerdings nicht plötzlich, auch nicht durch eine Therapie. Es wird aber möglich, die Symptomatik besser zu kontrollieren und sich ihr nicht mehr so ausgeliefert zu fühlen. Schwere Symptome wie Selbstverletzungen und Suizidversuche klingen häufig sogar ganz ab.

Die Hilfe durch Fachleute ist für viele Betroffene lange Zeit der einzige Lichtblick im Borderline-Dschungel. Dabei ist die Beziehung zwischen Fachleuten und Betroffenen nicht ganz unproblematisch: Betroffene wünschen sich häufig mehr Unterstützung, als Fachleute anbieten können oder wollen, Enttäuschungen und Streit führen zu Therapieabbrüchen und auch eine gute therapeutische Beziehung ist irgendwann einmal zu Ende, sodass die Betroffenen dann mit den noch verbliebenen Borderline-Problemen wieder allein zurechtkommen müssen. Personen mit Borderline sind also, ebenso wie Menschen mit anderen Schwierigkeiten, immer wieder auf sich allein gestellt. So schwer das sein mag, es ist gut so. Andernfalls würde die Abhängigkeit von therapeutischen Profis immer stärker werden und die eigenen Fähigkeiten würden langsam, aber sicher nachlassen. Auch wenn Selbsthilfe Grenzen hat, ist sie für viele Betroffene eine unverzichtbare Möglichkeit, um Krisen in den Griff zu bekommen und dabei das Gefühl zu entwickeln, dass sie selbst der Krankheit etwas entgegensetzen können. Niemand ist dem Borderline-Erleben hilflos ausgeliefert! Wir kennen keine Betroffenen, die nicht die Möglichkeit hätten, durch eigenes Verhalten Einfluss auf die Borderline-Dynamik zu nehmen. Diese Einflussmöglichkeiten sind sehr vielfältig. Einige sind ganz persönlich und individuell, andere lassen sich von fast allen nutzen. Unsere gemeinsame Suche nach solchen Selbsthilfemöglichkeiten hat begonnen.

Anregungen

Welche meiner Verhaltens- und Erlebnisweisen verstehe ich als früher oder heute noch sinnvolle Bewältigungsversuche?

Welche negativen Seiten von Borderline möchte ich gerne überwinden?

Welche positiven Seiten möchte ich beibehalten bzw. auf eine neue Weise integrieren?

Die stabile Seite stärken

Um mich vor Krisen zu schützen, habe ich das Reiten für mich entdeckt. Meine anfängliche Scheu habe ich nach und nach verloren. Das Pferd, das mich in meiner Erkrankung begleitet hat, ist ein ganz wichtiger Teil für mich geworden. Egal, ob ich auf meinem Pferd sitze oder es versorge, es gibt mir Sicherheit, Selbstvertrauen und ich verspüre ein angenehmes Glücksgefühl.

Ulla

Ich schreibe meine Gefühle auf. Ich beobachte meine Stimmungsfrequenz in Form eines Tagesprofils, ich versuche aus negativen Gedankenkreisläufen auszusteigen, zum Beispiel nehme ich ein Bad oder kümmere mich um mein Haustier, telefoniere mit einer Freundin oder schreibe einen Brief.

Manu

Meditation ist nicht so mein Ding, es ist mir zu ruhig, ich stürze zu schnell ab. Ich habe es mit Qigong versucht, das war ganz o. k. Singen ist meine große Leidenschaft, ich singe, wo immer ich mich befinde, es ist immer Musik in mir. Wenn meine Spannung zu hoch ist, setze ich mich ins Auto (ich fahre vorsichtig!) und singe laut zur Musik, das hilft meistens.

Petra

Jeder Mensch hat sehr gesunde und stabile Seiten. Auch wenn ein Teil von uns gerade krank ist, so gibt es immer auch einen davon unberührten, einen heilen und gesunden Anteil in uns. Man kann zu dieser heilen Seite aber auch einfach »Seele« sagen. Sie ist unberührt von all den Gefühlswirren und dem Chaos, das um und in uns herrschen mag. Menschen mit spirituellem Erleben mögen diese Seite als göttlichen Teil in sich empfinden. Wer Zugang zu dieser gesunden Seite in sich hat, dem fällt es leichter, mit Krisen zurechtzukommen oder sich ganz davor zu schützen.

Ebenso wie etwa Vitamine die körpereigenen Abwehrkräfte gegen Krankheitserreger stärken, so gibt es auch Faktoren, die unsere »Abwehrkräfte« gegen psychische Erkrankungen fördern und damit vor weiteren Krisen schützen. Ob es uns seelisch gut geht, hängt auch davon ab, wie gut unser Schutz vor einer Krise ist. Wir möchten uns deshalb hier zunächst nicht mit Krankheit und Krise beschäftigen, sondern mit Gesundheit und Wohlbefinden. Wir möchten fragen, wie wir unsere stabile und gesunde Seite fördern können, um damit einen Schutzschild gegen Krisen aufzubauen.

Die positiven Erfahrungen wiederfinden

Wer krank ist oder schwere Probleme hat, vergisst schnell, dass es ihm auch mal besser gegangen ist. Positive Erfahrungen und Stimmungen sind nicht mehr zugänglich und erscheinen wie weggeblasen. Häufig verlieren wir dann auch das Bewusstsein dafür, dass es uns nicht 24 Stunden am Tag schlecht geht, sondern sich unsere Stimmung natürlich immer wieder wandelt. Viele Menschen mit Borderline-Erleben kennen häufige und schnelle Stimmungswechsel. Sie bewegen sich dabei in ihrem Erleben vielfach in Extremen. Das bedeutet also: Positives Erleben ist durchaus möglich. Was viele jedoch vermissen, ist eine grundlegende Stabilität und Verlässlichkeit: dass Stimmungen eben nicht innerhalb von Minuten kippen, dass es auch längere Lebensphasen ohne schwere Krisen gibt, dass man etwas begonnen und auch zu Ende geführt hat. Die Erinnerung an solche Erfahrungen ist für Betroffene äußerst hilfreich.

ÜBUNG Diese Übung dauert etwa fünf Minuten und soll helfen, positive Erfahrungen wieder lebendiger werden zu lassen und dadurch neuen Zugang zu dieser positiven Seite zu bekommen. Möglicherweise werden während der Übung auch negative Erinnerungen wach. Das ist ganz normal und nicht weiter schlimm. Man sollte ihnen nicht folgen, sondern sich auf die positiven Seiten konzentrieren.

Bitte beantworte dir selbst folgende Fragen:

Wann hast du dich in deinem Leben sehr stabil und psychisch gesund gefühlt? Häufig ist das die Zeit, die man im Nachhinein als die beste des Lebens bezeichnet. Geh in der Erinnerung verschiedene Zeiten deines Lebens durch. Fällt dir eine Zeit aus deiner Kindheit oder Jugend ein? Oder aus deinem Erwachsenenalter oder der Gegenwart?

Erinnere dich möglichst genau an dieses Gefühl. Wie hat sich dein Körper angefühlt? Wie war dein Gesichtsausdruck? Was hast du in dieser Zeit getan, wie hast du den Tag verbracht?

Wie geht es dir jetzt, wenn du dich an diese Zeit erinnerst?

Die Erfahrung zeigt, dass oft schon die Erinnerungen an positive Erfahrungen eine Veränderung im Hier und Jetzt bewirken können. So fühlen sich viele Menschen nach dem Beantworten der Fragen mehr mit sich verbunden und entspannter.

Um positive Erinnerungen wieder wachzurufen, gibt es noch viele ähnliche Fragen, die alle darauf abzielen, sich an Zeiten der Freude zu erinnern, und die dazugehörenden Gefühle wieder zu erleben. Etwa:

- Wann hast du dich das letzte Mal gefreut?
- Wann ist dir etwas gut gelungen oder wann warst du zufrieden mit dir?
- An welchem Ort auf der Welt fühlst du dich sehr wohl?

Solche und ähnliche Fragen werden teilweise auch in der Psychotherapie eingesetzt. So schlägt etwa die Psychotherapeutin Verena Kast vor, mit Klienten eine »Freudenbiografie« zu erarbeiten. Im Gegensatz zur Krankheitsanamnese wird die persönliche Lebensgeschichte auf positive und freudige Erfahrungen hin betrachtet. So gelingt es uns leichter, auch die positiven Seiten zu sehen und den Blick weg von den Problemen hin zu unseren Fähigkeiten, zu unseren stabilen Anteilen und zu unserer Freude zu richten. Es geht nicht darum, eine schwierige Lebensgeschichte »schönzureden«, sondern sich klarzumachen, dass es in der Vergangenheit auch positive Erfahrungen gegeben hat, denn ohne sie wäre ein Überleben nicht möglich gewesen.

Was mir gut tut

Viel zu oft tun wir Menschen Dinge, die uns eigentlich schaden, und viel zu selten machen wir all jenes, was uns wirklich gut tut. Das führt zu einem seelischen Ungleichgewicht und dabei wird unser Energietank leerer und leerer. Dadurch wiederum werden wir anfälliger für seelische und körperliche Krisen. Wenn es uns gut geht, fällt es uns relativ leicht, für uns zu sorgen. Wir spüren dann ganz von allein, was wir gerade brauchen, und es gelingt uns auch, das dann tatsächlich zu leben. Geht es uns aber schlecht, so schaffen wir es häufig kaum noch, etwas für uns zu tun, um neue Kraft zu gewinnen. Oft ist es sogar so, dass wir in schlechten Zeiten gar keine Idee mehr haben, was uns eigentlich helfen würde.

Dabei sind es häufig die kleinen Dinge, die uns helfen, unsere Energie und Stabilität zurückzugewinnen: ein Gespräch mit einem guten Freund, ein ruhiger Spaziergang, eine Disconacht, entspannt einen Roman lesen, sich eine Kleinigkeit gönnen. Therapeuten haben lange Listen von so genannten positiven Aktivitäten zusammengetragen, die Anregungen für angenehme Verhaltensweisen bieten sollen. Solche Listen können tatsächlich hilfreich sein, um neue Ideen zu gewinnen oder sich besser daran zu erinnern, was man bisher eigentlich gern getan hat. Ein Blick auf solche Listen zeigt fast jedem Menschen, dass es viele Dinge gibt, die er gern tun würde, bisher aber noch niemals ausprobiert hat.

Wir verzichten hier darauf, eine solche Liste wiederzugeben. Wir haben stattdessen Borderline-Betroffene gefragt, was ihnen gut tut. Hier einige Antworten aus unserer Internet-Umfrage:

- Mandalas malen, klassische Musik oder Meditationsmusik hören;
- ich lese oft alte Tagebucheinträge aus der Zeit, als ich nicht tief depressiv war;
- viel Sport, in der Natur sein, musizieren, schreiben, regelmäßig schlafen und essen, etwas Gutes lesen, telefonieren;
- ein Bad nehmen, Solarium, Sport oder einen schönen Film ausleihen.

Besonders häufig wurde übrigens genannt, wie hilfreich es ist, mit Menschen des Vertrauens zu sprechen. Und auch sportliche Aktivitäten wurden immer wieder angegeben. In unserer Umfrage hatten viele Betroffene jedoch auch große Mühe, überhaupt zu benennen, wodurch sie sich vor Krisen schützen. Sie hatten den Eindruck, von einer Krise in die nächste zu geraten und kaum krisenfreie Zeiten zu kennen, in denen sie etwas für ihre Stabilität und ihr seelisches Gleichgewicht tun können. Borderline bedeutet häufig tatsächlich ein Leben von Krise zu Krise. Trotzdem tut jeder Mensch etwas, um sich stabil zu halten und auch um seine Krisen nicht noch stärker werden zu lassen. »Wie gelingt es mir eigentlich, dass es mir nicht noch schlechter geht?«, kann daher eine interessante Frage sein, um die eigenen Wege der Krisenvorbeugung besser kennen zu lernen.

Gerade viele Borderline-Betroffene machen übrigens die Erfahrung, positive Ereignisse und Aktivitäten gar nicht richtig genießen zu können, weil sich rasch negative oder gar verurteilende Gedanken einstellen. Gedanken wie »Das hast du nicht verdient« oder »Wart nur ab, das Positive hält eh nicht lange, bald geht es dir noch schlechter als vorher« können jede Freude zerstören und völlig den Mut nehmen, sich auch in Zukunft um positive Erlebnisse zu bemühen. Wichtig ist es, solche Gedanken zu erkennen und sich von ihnen zu distanzieren. Häufig haben wir früher ähnliche Sätze tatsächlich von wichtigen Bezugspersonen zu hören bekommen. Heute haben wir vergessen, wem sie eigentlich »gehören«, und halten sie stattdessen für unsere eigene Stimme. Für die Loslösung von solchen negativen inneren Stimmen ist zumeist eine Unterstützung im Rahmen einer Psychotherapie erforderlich bzw. sehr hilfreich.

Unser Körper als Feind oder Freund?

Wir alle haben einen unterschiedlichen Bezug zu unserem Körper. Die einen gehen mit sehr viel Fürsorge mit ihrem Körper um, hegen und pflegen ihn, für andere ist ihr Körper eher ein Gegenstand, der funktionieren soll. Dazu braucht er ab und zu etwas zu essen, muss in gewissen Maß sauber gehalten werden, mehr aber auch nicht.

Menschen mit Borderline-Erfahrung erleben ihren Körper manchmal mehr als Feind denn als Freund. Katrin beschreibt das so: »Einen teuflischen Hass und abgrundtiefen Ekel empfinde ich gegenüber dem Körper, der mir so fremd geworden ist wie ein Freund, der mich verraten hat. In mir tobt Feindschaft – keine Freundschaft: Ich kämpfe einen Kampf gegen den Körper. In meiner Wut lasse ich ihn hungern und bluten.«

Es gibt verschiedene Ursachen für diese Ablehnung des Körpers. Wer zum Beispiel immer wieder Negatives über seinen Körper gehört hat (»Du bist viel zu dick«, »Deine Schwester hat eine viel bessere Haltung als du«), dem wird es im Erwachsenenleben schwer fallen, liebevoll mit seinem Körper umzugehen. Aber auch wer harte Traumata erfahren hat, kann seinen Körper häufig nicht lieb gewinnen, weil der Körper nicht als Ort der Freude und des Wohlbefindens erlebt wurde, sondern als Grund für die Missbrauchserfahrung: »Hätte ich keinen Körper, dann wäre mir das nicht passiert.«

Bei Menschen mit Borderline-Erleben sprechen Psychoanalytiker davon, dass der eigene Körper als Nicht-Selbst erlebt werde, als ein Ding, das eigentlich gar nicht zu einem gehört. Deshalb haben Betroffene beispielsweise häufig ein großes Problem damit, ihre Körpergrenzen überhaupt richtig wahrzunehmen, Fachleute sprechen dann von Körperschemastörungen, d. h., ich erlebe meinen Körper als viel kleiner / größer / dicker / schlanker / kräftiger / schwächer, als er eigentlich ist.

Eine wichtige Fähigkeit von uns Menschen ist es, sich bewusst entspannen zu können. Wir tun das beispielsweise, indem wir in die Sauna gehen, tanzen, Rad fahren oder ein warmes Bad nehmen.

Wenn man uns die Entspannungsmöglichkeit nehmen würde, dann wären wir vermutlich häufig sehr viel angespannter und weniger ausgeglichen. Letztlich würden wir sogar eher krank werden.

In den vielen »Wohlfühlbüchern« ist davon die Rede, wie man seinem Körper wieder etwas Gutes tun kann. Das Problem für viele Borderline-Betroffene ist jedoch: Sie erleben ihren Körper als so fremd, dass sie mit diesen Übungen gar nichts anfangen können. Manchmal passiert bei ihnen sogar das Gegenteil von Wohlfühlen: Sie bekommen starke Angst, aggressive Gefühle, intensive Traurigkeit oder andere eher unangenehme Empfindungen. Da viele Therapeuten ein positiveres Körpererleben als ein wichtiges Therapieziel ansehen, machen Betroffene dabei zwar mit, haben aber häufig wenig davon oder müssen viel Energie aufwenden, um sich vor unangenehmem Erleben zu schützen. Lisa formuliert das so: »Bei den Entspannungsübungen ist meine rechte Seite immer eingeschlafen und dann war mein halber Körper weg. Das hat mir so viel Angst gemacht, dass ich mich nicht mehr drauf eingelassen habe und nur noch so getan habe, als wenn ich mitmache. Das war eine ziemliche Quälerei und ich war froh, wenn das vorbei war.«

Natürlich gilt das hier Gesagte nicht für alle Betroffenen, aber auch nicht für so ganz wenige. Auf jeden Fall glauben wir, dass Körperarbeit eine ganz wichtige Möglichkeit des Ausgleichs, der Ruhe und der Entspannung auch für Menschen mit Borderline sein kann. Wichtig ist aber, jene Übungen und Möglichkeiten zu finden, die dem Einzelnen wirklich gut tun, und sich so langsam dem eigenen Körper wieder anzunähern.

Wir haben Betroffene gefragt, was sie für ihren Körper tun, welche Formen der Entspannung sie nutzen und ob sie irgendwelche Körperübungen machen. Hier eine kleine Sammlung dieser Möglichkeiten:

- »Wenn ich am Abend im Bett liege, mache ich praktisch jedes Mal meine Dehnübungen, so kann ich besser einschlafen.«
- »Ich gehe immer in die Sauna; dann spüre ich meinen Körper wieder und fühle mich hinterher total wohl und entspannt. Massagen haben mir auch immer gut geholfen. Das Beste ist jedoch Zärtlichkeit, Liebe, Sexualität und Streicheleinheiten. Das war für mich nie von irgendetwas anderem zu überbieten. Leider funktioniert das nur, wenn man in einer Beziehung ist, als Single hat man dann gelitten. Außerdem muss die psychische, emotionale Verfassung mitspielen, denn sonst würde ich niemanden an mich heranlassen.«
- »Also vor allem Sport: Schwimmen, Radeln, Laufen, außerdem Yoga. Heißes Badewasser und dazu heißen Tee oder Kakao sind auch prima.«
- »Ich gehe oft ins Fitness-Studio, um meine Aggressionen loszuwerden. Einfach nur Atemübungen bringen mir nicht so viel. Allerdings höre ich immer zum Einschlafen Entspannungsmusik, aber meistens nur Meeresrauschen.«
- »Meine wichtigste Entspannungsmöglichkeit ist die Badewanne (mit oder ohne Quietscheentchen!), mit Kerzenschein und Musik. Hier fühle ich mich, wenn die innere Bedrängnis zu arg wird, am wohlsten. Auch das Eincremen nach dem Bad genieße ich manchmal, wenn ich gerade das Glück habe, ein Körpergefühl zu haben! Außerdem hat mir Qigong geholfen.«
- »Manchmal tanze ich über eine Stunde lang ohne Pause. Wenn ich nicht mehr kann, lasse ich mich auf mein Bett fallen, dann spüre ich, wie das Blut durch meinen Körper rauscht, und werde innerlich ganz ruhig.«

Aber es gibt auch körperliche Aktivitäten, die den Betroffenen schaden. Relativ häufig wurden bei unserer Umfrage Entspannungsverfahren genannt, und zwar sowohl Autogenes Training wie auch die so genannte PMR, die Progressive Muskelrelaxation nach Jacobson, manchmal auch bestimmte Yoga-Übungen. Betroffene reagieren darauf häufig mit Angst oder gar Panik, teilweise auch mit dissoziativem Erleben. Es gibt allerdings durchaus Betroffene, denen diese Verfahren geholfen haben, weshalb es keine allgemeinen Empfehlungen oder Warnungen geben kann. Verschiedene Therapeuten machen gute Erfahrungen mit Methoden wie Qigong, Rhythmusarbeit wie TaKeTiNa® oder anderen Verfahren. Als hilfreich werden von Betroffenen vor allem Übungen empfunden, die Kraft, Struktur, Halt und Bodenkontakt vermitteln und damit einen Zustand von Ausgeglichenheit bewirken können. Einige Betroffene haben mit Trommeln, Kampfsportarten oder Selbstverteidigung gute Erfahrungen gemacht.

Es ist sehr schwer, allgemeine Empfehlungen darüber zu geben, welche Körperübungen für wen hilfreich sein könnten. Trotzdem einige wenige Hinweise:

- Wer von sich weiß, dass er bei Körperübungen schnell Angst entwickelt, sollte eher Übungen mit körperlicher Aktivität wählen, denn Bewegung ist zumeist mit Angst nicht vereinbar. Übungen im Liegen sind für viele Betroffene problematisch, da es in der liegenden Position schneller zu Regression, aber auch zu Ohnmachtsgefühlen kommen kann. Niemand muss bei Körperübungen die Augen schließen. Wem das unangenehm ist, der sollte die Übungen mit offenen Augen durchführen.
- Wer Körperübungen machen möchte, sollte sich nicht zu hohe Ziele stecken. Es ist besser, regelmäßig eine kleine Übung zu machen, als sich ein großes Programm vorzunehmen, wenn man dann nach zwei Tagen doch wieder aufgibt.

Meine Grundbedürfnisse erfüllen

Es kommt häufig vor, dass Borderline-Betroffene wichtige Grundbedürfnisse wie Essen und Schlafen vernachlässigen und dadurch anfälliger werden für Krisen und Belastungen. Dies ist meistens ein Ausdruck davon, dass der Körper entweder gar nicht wahrgenommen wird oder sogar mehr oder weniger bewusst »bestraft« werden soll. Wer seine Grundbedürfnisse nicht erfüllt, legt damit den Nährboden für Krisen. Häufig ist es so, dass es die Betroffenen gar nicht merken, wenn sie sich selbst vernachlässigen. Es kann aber auch aus Wut gegen sich selbst geschehen oder Folge einseitiger Lebensgewohnheiten oder beispielsweise eine Depression sein.

Wir listen hier die wichtigsten Grundbedürfnisse auf (um dafür selbst aufmerksamer zu werden, ist es hilfreich, jene anzukreuzen, die man manchmal vernachlässigt):

- ○ essen (keine einseitige Ernährung)
- ○ trinken
- ○ schlafen
- ○ sich waschen
- ○ Zähne putzen
- ○ den Körper warm halten
- ○ zur Toilette gehen
- ○ sich bewegen
- ○ Zeit für sich
- ○ Zeit mit anderen
- ○ sich entspannen
- ○ sich behandeln lassen / Medikamente nehmen, wenn man krank ist
- ○ für eine halbwegs saubere Umgebung sorgen

Diese Form von Vernachlässigung des eigenen Körpers beschreibt eine Betroffene so: »Manchmal spüre ich ein Bedürfnis meines Körpers erst sehr spät. Da kann ich schon stundenlang durstig sein oder kalte Füße haben, bis mir bewusst wird: Mensch, du frierst, zieh dir was an.«

»Ich gehe liebevoll mit mir selbst um«

Viele Menschen erleben bestimmte positive Sätze, die sie sich im Alltag oder in Krisensituationen selbst sagen können, als sehr hilfreich. Eine Gruppe von Borderline-Betroffenen hat schon vor einigen Jahren eine sehr umfangreiche Liste solcher »Mutmachsätze« zusammengetragen und ins Internet gestellt. Dabei hat sich gezeigt, dass sich jeder Mensch ganz eigene Sätze sagt, die vielleicht nur ihm helfen. Es kann sinnvoll sein, einen solchen Satz in großer Schrift auf ein Blatt Papier zu schreiben, das man dann irgendwo anbringt, wo man es immer wieder sieht, zum Beispiel direkt neben dem Computerbildschirm, über dem Bett oder neben dem Lichtschalter. Solche Zettel sind unsere ganz privaten »Werbeplakate«, die auf eine (unbewusste) Weise unser Empfinden und unser Handeln bestimmen können. Firmen hängen Plakate auf und tun das, weil wir ihre Produkte dann tatsächlich eher kaufen. Das Prinzip wirkt. Warum also nicht eine private Werbekampagne starten für wirklich lohnenswerte Dinge?

Kreuze an, welcher dieser Sätze dich persönlich anspricht, oder notiere dir deinen eigenen Satz. Lies jeden der Sätze langsam und lass dir Zeit, um zu spüren, was er in dir bewirkt. Es kann hilfreich sein, den Satz auch laut zu lesen.

- ○ »Ich bin liebenswert, auch wenn ich nicht perfekt bin.«
- ○ »Ich bin richtig, so wie ich bin.«

- »Ich darf Fehler machen.«
- »Ich habe Vertrauen in mein Leben, in meine Zukunft, in mich selbst!«
- »Ich habe einen Platz in der Welt.«
- »Ich schaffe das!«
- »Ich darf spontan, lebendig und glücklich sein.«
- »Ich gehe liebevoll mit mir selbst um!«
- »Es darf mir gut gehen.«
- »Ich darf so sein, wie ich bin.«
- »Ich muss nicht immer allen Menschen gefallen!«
- ....

Solche Sätze können nur dann wirken, wenn sie für uns »stimmen«. Das tun sie, wenn sie mit unseren persönlichen Lebensthemen oder Schwierigkeiten in Beziehung stehen. So hat beispielsweise Marc für sich zwei Sätze gefunden, die ihm am Arbeitsplatz und bei Konflikten helfen, mit kritischen Situationen besser zurechtzukommen: »Ich darf Fehler machen!« und »Ich muss nicht immer nett sein!«. Wenn er das Gefühl hat, bei der Arbeit nicht perfekt zu sein, und beginnt sich selbst dafür zu verurteilen und abzuwerten, sagt er sich den ersten Satz. Den zweiten Satz sagt er sich, wenn es darum geht, sich am Arbeitsplatz oder im Privatleben abzugrenzen und auch mal »Nein« zu sagen, auch auf die Gefahr hin, dass andere ihn dann für unfreundlich halten.

Wichtig bei diesen Sätzen ist, dass es einen Teil in einem gibt, der an den Satz glaubt, ansonsten wirken sie aufgesetzt und künstlich. Solche Sätze haben daher nichts mit dem so genannten »positiven Denken« zu tun, das in vielen Ratgeberbüchern als Weg zum Glück verkauft wird. Es geht nicht um »think positive«, sondern darum, sich zu ermutigen und seine Eigenheiten leichter zu akzeptieren. Letztlich sind diese positiven Sätze Ermutigungen, die uns etwa unsere Eltern hätten sagen müssen, um uns für unser Leben zu stärken. Da wir sie aber von ihnen häufig nicht gehört haben, müssen wir sie uns jetzt selbst sagen. Wer seinen persönlichen Satz sucht, kann sich daher auch fragen: Was hätte ich gerne einmal von meinen Eltern gehört?

Viele Betroffene machen die Erfahrung, dass solche Sätze auch in akuten Krisenzeiten eine Unterstützung sind. Ein Mutmachsatz kann über Zeiten hinweghelfen, in denen man glaubt, es gehe nicht mehr weiter. Wieder sind diese positiven Einstellungssätze als Anregungen zu verstehen, sich seinen ganz individuellen Satz zu suchen. Es ist wichtig, zu beobachten, welche Erfahrungen man mit seinem persönlichen Satz macht. Oft ist es auch nötig, ihn zu korrigieren oder zu verändern, wenn er nicht mehr stimmt. Nuala beschreibt ihre Erfahrungen so: »Ich stelle damit wirklich wieder etwas neu ein. Ich richte quasi einen Projektor auf eine Leinwand und kann mich jederzeit neu dafür entscheiden, welchen Film ich laufen lassen und mir anschauen möchte. Für mich haben Einstellungssätze, die wirklich auf den Punkt gebracht sind und mit denen ich umgehe, nachweisliche Auswirkungen.«

Beim Formulieren eigener Sätze sind einige Punkte beachtenswert: Der Satz sollte möglichst kurz sein, je kürzer, desto eingängiger. Viele wohlformulierte Sätze beginnen mit »Ich«, ich spreche mich also direkt an. Sie sind positiv formuliert, beinhalten also eine Fähigkeit, eine Hoffnung oder einen Wunsch, etwa: »Ich gehe liebevoll mit mir selbst um!«, und nicht: »Ich werde mich nicht mehr verletzen!« Je konkreter die Sätze formuliert sind, desto hilfreicher sind sie.

Kreuze an, welcher dieser Sätze dich persönlich anspricht, oder notiere dir deinen eigenen Satz.

- ○ »Jeder Weg beginnt mit einem ersten Schritt!«
- ○ »Da, wo ich heute stehe, ist ein guter Ausgangspunkt.«
- ○ »Trotzdem weitermachen!«
- ○ »Ab sofort beginnt ein neuer Tag, eine neue Chance!«
- ○ »Nur für heute.«
- ○ »Schritt für Schritt.«
- ○ ....

Oft gelingt es trotz aller guten Vorsätze nicht, liebevoll mit sich selbst umzugehen. Dann ist es wichtig, sich nicht auch noch dafür zu verurteilen, sondern in dem Augenblick, in dem man es bemerkt, das destruktive Verhalten zu stoppen und nicht in eine Spirale der Selbstabwertungen zu geraten. Es ist wichtig, in dem Moment in die Situation zurückzukommen und im Hier und Jetzt das liebevolle Verhalten zu starten und die positiven Sätze zu nutzen, statt durch »Extrastrafe« Energie zu verschwenden, die man viel besser für sich einsetzen kann.

Teilhaben durch Arbeit und Beschäftigung

Als dieses Buch erarbeitet wurde, war das Thema Arbeit und Beschäftigung noch nicht so sehr im Fokus unserer Aufmerksamkeit, weil es uns zunächst wichtig schien, über die Borderline-Erkrankung und Selbsthilfeideen zu informieren. Dass Selbsthilfeideen die Betroffenen auch im Alltag und damit auch in Schule, Ausbildung und Beruf begleiten, erschien uns selbstverständlich und nicht ausdrücklich erwähnenswert. In der Zwischenzeit ist uns deutlich geworden, wie wichtig Arbeit bzw. Beschäftigung für die Gesundung von Menschen mit Borderline-Erfahrungen ist.

Borderline-Betroffene haben im Hinblick auf Arbeit und Beschäftigung vor allem mit den Themen Motivation, berufliche Orientierung, Neuorientierung und Durchhalten zu tun. Wir wollen einen kurzen Überblick über das Themenfeld geben und Mut machen, sich auch mit dem Thema Arbeit und Beschäftigung auseinanderzusetzen. Wer sich ausführlicher informieren will, sei auf das Buch »Expedition Arbeit« verwiesen. Ein eigenes Ziel im Hinblick auf eine Ausbildung, Arbeit oder Beschäftigung (z. B. ein Ehrenamt) zu finden, lässt sich tatsächlich ein bisschen mit einer Expedition vergleichen. Vielen geht es dabei darum, in Kontakt mit anderen den eigenen Weg zu finden. Deshalb hat es sich bewährt, ein »Expeditionsteam« im Sinne eines Unterstützerteams zusammenzustellen. Gemeint sind damit alle die, die einem helfen können auf dem Weg in eine Zukunft, in der Arbeit und Beschäftigung Teil des Alltags sind. Dies kann sowohl die Beraterin beim Integrationsfachdienst (IFD) sein, die wichtige Hinweise auf Leistungen zur Teilhabe am Arbeitsleben geben kann, als auch ein guter Freund, der Mut machen kann, oder ein Haustier, das in schwierigen Situationen tröstet. Wir empfehlen Betroffenen aufzuschreiben, wer aus ihrem Umfeld ein Unterstützer für sie sein kann und welche Art der Unterstützung er oder sie geben darf. Dies macht es leichter, Hilfe in bestimmten Situationen zu bekommen und nicht jedes Mal aufs Neue überlegen zu müssen, wer nun der richtige Ansprechpartner für eine bestimmte Frage sein könnte.

Nach längeren Erkrankungs- und Therapiephasen geht es für viele Betroffene zunächst darum, überhaupt erst wieder Motivation aufzubauen. Bisweilen findet ein unguter Vergleich mit denjenigen Gleichaltrigen statt, die ohne Hürden einer Erkrankung ihren Weg weitergehen konnten. Entsprechend haben Borderline-Betroffene nicht selten das Gefühl, »abgehängt« zu sein und »den Anschluss«

längst verpasst zu haben. In dieser Phase ist es den meisten Betroffenen kaum möglich, auch die Erkrankungs- und Genesungsphase als wichtige Lebenserfahrungen anzuerkennen, die im späteren Leben durchaus nützlich sein können.

Borderline-Betroffene haben sich im Rahmen von Therapien zwangsläufig sehr intensiv mit sich selbst auseinandergesetzt und kennen sich daher auch viel besser als »Otto-Normalverbraucher«. Diese Erkenntnis hilft aber wenig, wenn man gerade entmutigt ist, trotzdem sollte man es im Hinterkopf behalten.

Motivationsprobleme können sich in »Aufschieberitis« zeigen. Auch der »innere Schweinehund« ist vielen Betroffenen ein durchaus vertrautes Kerlchen, der zwar in bester Absicht die Komfortzone bewacht, dabei aber leider alle guten Absichten frisst und so eher dafür sorgt, dass wir den Abwasch auf morgen verschieben und beim Amt erst gar nicht anrufen, weil das auch übermorgen noch möglich ist. Übersicht durch klare Strukturen zu schaffen und sich wieder Ziele zu setzen, die erreichbar sind, sind da eine erste Möglichkeit.

Hilfreich ist es auch, das Unterstützerteam zurate zu ziehen. So kann es beispielsweise gelingen, Vereinbarungen mit sich selbst zu schließen und Unterstützer zu haben, die einem dabei helfen, diese Vereinbarungen auch umzusetzen. Wenn also der »innere Schweinehund« wenig von einem frühen Termin beim IFD oder beim Jobcenter hält, so kann eine Verabredung mit einer Freundin zu einem gemeinsamen Frühstück danach ein erster Schritt sein, um wieder in Arbeit zu kommen und sich trotzdem nicht alleine mit den damit zusammenhängenden Fragen herumquälen zu müssen.

Auch im Hinblick auf die Zielfindung bietet das Unterstützerteam viele Möglichkeiten. Zunächst gilt es zwar, eigene Ideen überhaupt erst mal in Ruhe zu denken und dann auszusprechen. Sortieren kann man es dann aber später besser gemeinsam. Auch bei der Suche nach einer Ausbildungsstelle, einem Studiengang oder einem Job kann das Unterstützerteam hilfreich sein. Vor- und Nachteile abzuwägen geht mit einem Gegenüber oft einfacher.

Unsere Erfahrung ist, dass die meisten Betroffenen das Thema Arbeit und Beschäftigung ohnehin gedanklich bewegt. Dann ist es gut, nicht nur die Selbstzweifel zu thematisieren, sondern vor allem auch Wünsche und Träume auszusprechen, um sich an ihnen entlang auf ein realistisches Ziel zuzubewegen. Auch was will ich und was soll ich wollen, ist eine Frage, über die es lohnt, gemeinsam mit anderen nachzudenken. Nicht immer sind ja die Berufswünsche der Eltern passend für die Kinder und bisweilen ist es sehr schwierig, sich dies erst mal klarzumachen und dann für die eigenen Ziele zu kämpfen. Wir wissen von vielen Betroffenen, es lohnt sich.

Genauso wichtig ist es, sich über Herausforderungen auf dem Weg zum Wunschziel klar zu werden. Wichtig ist auch, über Hilfen und Möglichkeiten der Finanzierung informiert zu sein. Von A bis Z, sozusagen von Ausbildung bis Zuverdienst, lassen sich hier wichtige Informationen über den Integrationsfachdienst (IFD) bekommen. Ein Informationsgespräch ist dort möglich und wenn der Anruf zur Kontaktaufnahme eine Hürde sein sollte, wäre das zum Beispiel eine wunderbare Möglichkeit, dieses Gespräch mit einer Person aus dem Unterstützerteam vorzubereiten und zu überlegen, wie es gelingen kann, den Anruf tatsächlich zu tätigen. Von vielen Betroffenen – und auch von Menschen ohne Diagnose – wissen wir, dass sie hervorragend für andere Personen Dinge klären können und dabei auch nicht vor Anrufen bei Ämtern und Behörden zurückschrecken. Man darf diesen Einsatz auch für sich selbst zeigen!

Viele Menschen mit Borderline-Erkrankung stehen fest im Beruf.

Bisweilen haben sie schon viele verschiedene Stellen gehabt, manchmal sind sie schon lange in einem Bereich tätig, aber es ermüdet sie. Häufig erleben wir, dass Betroffene sozusagen mit einem Sprinttempo in einen Marathon starten. Murat erzählt: »Die Ausbildung war okay, da wusste ich immer, nach drei Jahren ist das vorbei. An meiner ersten Arbeitsstelle habe ich mich dann 150 Prozent ins Zeug gelegt, nach drei Monaten konnte ich nicht mehr. In der Therapie habe ich erarbeitet, dass eigentlich nur 80 Prozent erwartet werden. Ich habe gedacht, das geht jetzt immer so weiter bis zur Rente, das schaffe ich nicht. Nun versuche ich 100 Prozent zu schaffen, um mit mir selbst zufrieden zu sein, und lerne gerade, dass an manchen Tagen auch mal nur 90 Prozent sein dürfen. Perfektionismus ist immer noch ein Riesenthema für mich.«

Themen wie »Perfektionismus«, »Lob und Kritik«, »Grenzen setzen und beachten«, aber auch »die eigene Rolle«, »Kommunikation mit Kollegen« und »Krankheitserfahrungen und Arbeitsplatz« sind häufige Themen für Menschen mit Borderline. Es lohnt sich, dies – auch im Rahmen von Selbsthilfe und Therapie – zu besprechen. Das kann auch ein Thema sein, das bei Problemen am Arbeitsplatz oft nicht als so deutlich hervortritt, wie die Selbstüberforderung, mit der Murat zu kämpfen hat. Sara erzählt: »Ich habe in einer Werkstatt gearbeitet und erst mal war das ganz in Ordnung, aber dann hatte ich irgendwann gar nicht mehr so viele Medikamente und mein Antrieb war morgens auch besser und ich war insgesamt wieder viel schneller. Da fing es an, langweilig zu werden, das ewige Auffalten der Verpackungen war so eintönig. Mir ging es immer schlechter und ich war dann erst mal krankgeschrieben. Besser ist es dann aber auch nicht geworden. Erst als meine Mutter die Idee hatte, dass ich doch in der Gärtnerei von ihrer Freundin mal ein Praktikum machen könnte, habe ich wieder

Boden unter die Füße bekommen. Jetzt helfe ich da sogar aus, wenn Feiertage sind. Vielleicht mache ich irgendwann auch eine Ausbildung dort, mit meiner Arbeit sind sie zufrieden. Aber da brauche ich noch ein bisschen, bis ich mich traue. Erst mal übe ich, auf mich zu hören und Pausen zu machen, wenn ich es brauche, aber auch weiterzumachen, wenn ich mal keine Lust habe.«

Überforderung durch Unterforderung ist nicht selten ein Problem für Menschen mit Borderline. Hier gilt es genau zu prüfen, was gebraucht wird. Nicht immer ist also Schonung die Lösung, sondern manchmal geht es auch um Herausforderung. Auch dafür sind Unterstützer wichtige Begleiter.

Eva berichtet: »Ich habe zu meinem Psychiater gesagt, dass ich Therapeutin werden will, er hat gesagt, dass das wohl der falsche Beruf für mich wäre. Mein Freund und meine Therapeutin haben gesagt, dass das ›total verrückt‹ ist, aber dass sie mich unterstützen, wenn das mein Wunsch ist. Ich bin jetzt im zweiten Jahr der Ausbildung zur Logopädin. Manchmal möchte ich alles hinschmeißen, aber dann erinnern die beiden mich an mein Ziel und machen mir Mut und eigentlich haben sie recht: Ich habe schon ein ganz schönes Stück Weg geschafft, das vergesse ich nur immer mal zwischendurch leider wieder.«

Nicht jeder Berufswunsch ist für Menschen mit Borderline – wie für alle anderen auch – zu verwirklichen und bisweilen ist dies mit großer Traurigkeit verbunden. Es ist gut, dieser Traurigkeit Raum zu geben, damit dann wieder Platz für Neues ist. Nadine wollte gerne Lehrerin werden: »Ich bin 30 und schon berentet, ich kann mich einfach nicht so lange konzentrieren und habe immer noch schlimme Schlafstörungen. Trotzdem ist es erst mal bitter gewesen mit der Rente, meine Eltern sind doppelt so alt wie ich und arbeiten noch Vollzeit. Seit der Druck nicht mehr auf mir lastet, arbeiten zu müssen, gelingt mir wieder mehr und ich helfe dreimal die Woche in der Grundschule im Ganztag bei der Betreuung der Kinder. Sie mögen mich. Klar bin ich traurig, dass ich nicht Lehrerin werden konnte, aber dies ist besser als gar nichts und mehr als ich mir in den dunkelsten Zeiten je erhofft hätte.«

Borderline ist also keinesfalls das »Aus« für das Thema Arbeit und Beschäftigung. Gerade im sozialen Bereich sind viele Borderline-Betroffene erfolgreich tätig. Hier ist es sicherlich besonders wichtig, auf die eigenen Grenzen zu achten und die Balance zwischen Arbeit und Freizeit hinzubekommen.

Einer Beschäftigung nachzugehen bedeutet, dabei zu sein, und das ist eine wichtige Erfahrung für Menschen mit Borderline ebenso wie für alle anderen Menschen auch. Es lohnt sich, die »Expedition Arbeit« zu starten. In den Anregungen finden sich dazu ein paar Fragen.

Anregungen

Was gelingt mir in guten Zeiten, wodurch es mir weiterhin gut geht, bzw. was hilft mir, mein Gleichgewicht zu bewahren?

Was davon könnte ich vermehrt tun, wenn es mir nicht gut geht?

Was macht mir für gewöhnlich Spaß? Bei welchen Tätigkeiten bzw. in welchen Situationen geht es mir besonders gut? (Ohne dass es mir nachher umso schlechter geht.)

Seelisches Gleichgewicht bedeutet Balance. Sie wird häufig gefährdet, wenn wir Menschen zu viel oder zu wenig von etwas tun. Gerade Menschen mit Borderline-Erleben haben große Schwierigkeiten, diese Balance längerfristig aufrechtzuerhalten.

Wovon darf ich nicht zu viel tun?

Wovon darf ich nicht zu wenig tun?

Was bedeutet das Thema Arbeit und Beschäftigung für mich?

Wer könnte zu meinem Unterstützerteam gehören?

Welcher Tätigkeit würde ich nachgehen, wenn alles möglich wäre? Was gefällt mir an dieser Tätigkeit besonders? Wo finde ich dies auch in anderen Tätigkeiten?

Welche Themen beschäftigen mich im Hinblick auf Arbeit und Beschäftigung?

Was nehme ich mir konkret für die nächsten Tage vor, um meine seelischen Abwehrkräfte zu stärken?

Mit schwierigen Gefühlen und Stress besser umgehen

Weil ja der Gedanke an »bessere Zeiten« in Krisensituationen leider nichts nützt oder ich es dann meist nicht schaffe, Freunde anzurufen, ist es für mich wichtig, gerade dann etwas Praktisches zu tun. Das lenkt mich zumindest etwas ab, die Hände sind dabei beschäftigt und hinterher bin ich so fertig, dass ich meist keine Kraft und keinen Nerv mehr habe, mir vielleicht die Arme aufzuritzen.

Beate

Ich schließe die Augen und atme ganz ruhig, manchmal hilft das.

Julia

Ich habe die Erfahrung gemacht, dass für mich der beste Schutz vor Krisen ein geregelter Tagesablauf ist.

Britta

Stress, Anspannung und unangenehme Gefühle gehören zum Leben eines jeden Menschen. Wir können es nicht vermeiden, dass wir immer wieder an unsere emotionalen und körperlichen Grenzen stoßen, dass wir überfordert sind oder mit Gefühlen wie Angst, Traurigkeit, Wut oder Einsamkeit konfrontiert sind. Wir sollten es auch nicht vermeiden, denn jede Auseinandersetzung mit diesen Zuständen kann uns helfen, belastbarer zu werden und solche Situationen in Zukunft besser zu meistern. Bei Borderline ist das jedoch weit leichter gesagt als getan, denn die Betroffenen haben häufig mit sehr extremen Gefühlen und Erlebnisweisen zu kämpfen: Wut, die keine Grenzen mehr kennt, ein Gefühl ewiger Verlassenheit, grauenvolle Leere oder schwere Dissoziationen sind nur einige davon. Diese Gefühle brechen manchmal plötzlich über den Betroffenen herein und können so stark sein, dass sie den Eindruck erwecken, als gäbe es nur noch dieses Gefühl.

Vielen Menschen mit Borderline-Erfahrung fehlt die Fähigkeit, starke Gefühle und Anspannung wieder zum Abklingen zu bringen. So hält sich ein (unangenehmes) Gefühl sehr viel länger als üblich, was sehr kräftezehrend ist. Außerdem gibt es dann keine Entspannungszustände zwischen den Anspannungsphasen, in denen man sich erholen könnte. Aus einem Platzregen oder einem Schauer wird so ein Dauerregen, dem gleich der nächste Dauerregen folgt. Es geht daher darum, zu erkennen, wodurch man sich immer wieder in Überforderungssituationen bringt und wie sich mit den schwierigen Gefühlen auf eine sinnvolle Art umgehen lässt.

»Wieso habe ich das jetzt wieder getan?«

Jeder Mensch tut immer wieder Dinge, die ihm eigentlich schaden. Manche von uns rauchen zwei Schachteln Zigaretten am Tag, andere setzen sich halbtrunken ans Steuer. Wieder andere treffen sich mit Menschen, mit denen sie sich gar nicht wohl fühlen. Auch zu viel zu arbeiten oder sich falsch zu ernähren sind solche tendenziell selbstschädigenden Verhaltensweisen. Borderline-Betroffene neigen in besonders extremer Weise dazu, sich durch eigenes Verhalten Schaden zuzufügen oder sich in Situationen zu bringen, die ihnen ganz und gar nicht gut tun und aus denen es als letzten Ausweg dann nur schwere Krisen zu geben scheint.

Meist verhalten wir uns so, weil unser Handeln kurzfristige positive Konsequenz bewirkt. Der Raucher weiß natürlich, dass er ein sehr hohes Krebsrisiko hat. Während die langfristige Konsequenz eher negativ ist, bringt das Rauchen im Moment Genuss. Soziale Kontakte stecken oft in einer ähnlichen Ambivalenz. Wer seine Eltern nach dem Auszug aus dem Elternhaus für zwei Wochen zu sich einlädt, der weiß unter Umständen schon vorher, dass es nach drei Tagen Streit geben kann. Trotzdem hat er vielleicht wegen irgendetwas ein schlechtes Gewissen ihnen gegenüber und fühlt sich innerlich verpflichtet, sie einzuladen. Der Abbau des schlechten Gewissens wirkt hier also stärker als der zu erwartende Streit. Letztlich ist es daher meistens so, dass wir uns einerseits zwar selbstschädigend verhalten, andererseits aber auch einen Gewinn durch unser Verhalten haben. Deshalb fällt es uns so schwer, unser Verhalten zu ändern.

Im Alltag sind uns diese Zusammenhänge zwischen unserem Verhalten einerseits und vordergründigen Belohnungen beziehungsweise längerfristigen negativen Folgen andererseits selten bewusst. Meistens steckt der Karren bereits im Dreck, wenn wir uns fragen, wie er da eigentlich hineingekommen ist. Wer dann den Zusammenhang zwischen seinem eigenen Verhalten und der Situation nicht herstellen kann, der sucht nach anderen Erklärungen. Dabei kann man Anhänger der Pechvogel-Theorie sein (»Ich ziehe das Pech und Unglück förmlich an.«) oder der Opfer-Theorie, die den anderen Menschen die Schuld an der eigenen Situation gibt. Beide haben zur Folge, dass sich der Betroffene der Situation ausgeliefert fühlt. Diese Einschätzung führt zu einem Gefühl von Resignation und kann Depressionen bewirken. Daher finden wir es wichtig, die eigenen Einflussmöglichkeiten auf Situationen und Ereignisse wahrzunehmen, um sie dann verändern zu können. Dazu ist es erforderlich, gegenwärtige und vergangene Situationen auf den eigenen Anteil hin zu betrachten. Wie habe ich durch mein Verhalten dazu beigetragen, dass es zu dieser Situation gekommen ist?

Ein Begriff, den viele Teilnehmer der Linehan-Therapieprogramme schon nicht mehr hören können. In der Dialektisch-Behavioralen Therapie (DBT) bilden diese Verhaltensanalysen nämlich ein wichtiges Therapieelement und alle Teilnehmenden müssen im Anschluss an selbstschädigendes oder therapiegefährdendes Verhalten eine solche Analyse schreiben. Der Begriff »Verhaltensanalyse« klingt ein bisschen hochgestochen.

Ein anderer Begriff in diesem Zusammenhang ist der »Gefühlskalender« aus dem Trainingsprogramm STEPPS – einem Trainingsprogramm für Borderline-Betroffene, in dem es auch um Problemlösen und das Training eines guten Umgangs mit Gefühlen geht. Der Gefühlskalender hat ebenfalls das Ziel, einzelne Situationen wie in Zeitlupe mit Abstand noch einmal anzuschauen. Sowohl bei der Verhaltensanalyse als auch bei dem Gefühlskalender geht es eigentlich nur darum, sich nach schwierigen Situationen nochmals genau durch den Kopf gehen zu lassen, wie es überhaupt dazu kommen konnte. Die Verhaltensanalyse dient dazu, sich zu fragen, was man selbst hätte tun können, um die Situation zu vermeiden. Der Gefühlskalender fordert dazu auf, sich mit den hinter dem Verhalten liegenden Mustern (Schemata) auseinanderzusetzen und Gedanken und Verhaltensweisen zu hinterfragen. Wer sich diese Fragen regelmäßig stellt, der stellt immer wieder fest: Schwierigkeiten brechen nicht einfach über uns herein, sondern wir sind es, die aktiv eingreifen und Situationen mitgestalten. Wer das für sich erkannt hat, der kann sein Verhalten ganz bewusst verändern.

Ein konkretes Beispiel kann helfen, den Ablauf einer solchen Verhaltensanalyse besser zu verstehen:

BEISPIEL Birgit hat sich gestern wieder selbst verletzt, nachdem sie zuvor mehrere Monate ohne Selbstverletzungen leben konnte. Am nächsten Tag geht sie die Situation noch mal gedanklich durch und versucht zu verstehen, wie es eigentlich dazu gekommen ist. Sie bemerkt, dass sich der Druck zur Selbstverletzung über mehrere Tage aufgebaut hatte. Sie hatte am Arbeitsplatz wieder 150 Prozent gegeben und dies, ohne dass es jemand von ihr verlangt hätte. Als sie sowieso schon völlig erschöpft war, gab ihr Chef ihr noch eine zusätzliche Arbeit. Als sie am Abend nach Hause kam, war ihre Freundin auf dem Anrufbeantworter und bat um einen Rückruf, weil es ihr gerade sehr schlecht gehe. Sie rief noch ihre Freundin an, hörte ihr eine Stunde geduldig zu und anschließend holte sie sich ihre Rasierklingen, stellte ihre »Schneidemusik« an und schnitt sich mehrmals. Birgit wurde klar, dass die Belastung bei der Arbeit zusammen mit dem Anruf der Freundin einfach zu viel für sie gewesen waren. Sie stellte fest, dass sie die Krisensituation durch viele kleine Entscheidungen selbst mitgestaltet hatte: Ihr Stress am Arbeitsplatz war zu einem großen Teil selbst gemacht, sie wollte nicht nur die Beste, sondern die Allerbeste sein. Ihrem Chef hätte sie problemlos sagen können, dass sie für die zusätzliche Arbeit noch ein paar Tage Zeit brauche. Und ihre

Freundin hätte sie einfach am nächsten Tag anrufen können. Für die Zukunft nimmt sie sich nun vor, den Stress bei der Arbeit zu reduzieren und das Bemühen, perfekt sein zu wollen, nochmals in der Therapie anzusprechen.

Situationen auf den eigenen Anteil hin zu untersuchen ist keine leichte Sache. Wir sind zu sehr daran gewöhnt, uns der Situation ausgeliefert zu fühlen bzw. nach eingefahrenen Mustern zu reagieren. Den eigenen Anteil zu erkennen setzt Übung voraus. Wer diese Übung und Erfahrung sammeln möchte, dem empfehlen wir die oben beschriebene Methode der Verhaltensanalyse oder des Gefühlskalenders auf verschiedene für ihn schwierige Situationen der nächsten Zeit anzuwenden. Das wird durch einige Fragen leichter, die teilweise auch als Protokollbögen für Verhaltensanalysen verwendet werden. Verhaltensanalysen können sehr umfangreich und differenziert sein und verschiedenste Faktoren berücksichtigen. Um sie als Selbsthilfestrategie zu nutzen, schlagen wir jedoch vor, sich auf wenige Fragen zu beschränken. Andernfalls besteht die Gefahr, dass man es gar nicht tut, weil es viel zu umfangreich und kompliziert erscheint. Uns erscheinen vier Fragen wichtig, die wir jeweils anhand einer Beispielsituation verdeutlichen möchten:

1. Was war die auslösende Situation? Wie war die Ausgangssituation genau, die für mich direkt vor dem problematischen Verhalten so schwierig war? An welche Gefühle, Gedanken und Körperempfindungen erinnere ich mich im Zusammenhang mit der Situation?

»Ich kam nach Hause und habe mich vollkommen einsam gefühlt. Ich hatte das Gefühl, von niemandem geliebt zu werden, und dachte, dass niemand Zeit für mich hat. Dieses Gefühl wurde immer vorherrschender und gleichzeitig wurde der Drang immer stärker, mich selbst zu verletzen. Es war wie ein Kribbeln im ganzen Körper. Als ich mich selbst verletzt habe, ging dieses Gefühl langsam weg und hat dem körperlichen Schmerz Platz gemacht.«

2. Was hatte ich davon? Welche kurzfristigen positiven Konsequenzen hatte das Problemverhalten für mich?

»Ich habe mich sehr erleichtert gefühlt. Außerdem habe ich durch die Selbstverletzung eine Arbeitspause machen müssen, so bin ich dem zunehmenden Gefühl von Überlastung entkommen. Bei der Wundversorgung hat sich jemand um mich gekümmert, dadurch war ich nicht mehr alleine.«

3. Durch welches eigene Verhalten habe ich die Situation mit herbeigeführt? Was habe ich getan, dass es überhaupt zu der Situation kam?

»Ich habe mich schon in den Tagen vorher nicht gut gefühlt, konnte aber mit niemandem darüber sprechen. Ich habe mich in die Arbeit gestürzt, um nicht fühlen zu müssen, wie schlecht es mir geht. Als dann noch meine Freundin ihre Probleme obendrauf gepackt hat, habe ich nicht ›Stopp!‹ gesagt, sondern mir alles angehört.«

4. Was werde ich das nächste Mal anders machen? Durch welches andere Verhalten von mir kann ich das Symptom bzw. Problem vermeiden? Was kann ich stattdessen tun?

»Ich werde die zusätzliche Arbeit nicht sofort erledigen und meine Freundin erst am nächsten Tag anrufen. Stattdessen werde ich mit meinem Freund über mein Gefühl von Überforderung und das Problem, nicht ›Stopp!‹ sagen zu können, reden. Falls er keine Zeit hat zuzuhören, werde ich etwas spazieren gehen, da ich dadurch wieder zu mir finde. Außerdem werde ich meine Rasierklingen, die ich noch zu Hause habe, wegwerfen.«

Im Downloadbereich des Buches finden sich diese Fragen nochmals auf einem »Arbeitblatt«. Wer sein eigenes Verhalten besser verstehen möchte, kann dieses Arbeitsblatt mehrmals in verschiedenen Situationen bearbeiten.

Sich so differenziert Situationen nachträglich anzuschauen und nach alternativen Verhaltensweisen zu suchen, kann eine sehr schwierige Aufgabe sein und ist ein Lernprozess. Man braucht Zeit dazu und häufig ist auch ein Gespräch mit anderen Menschen sehr hilfreich, um die Situation besser zu verstehen. Diese Methode ist ursprünglich Teil eines Verhaltenstherapieprozesses und geht mit Unterstützung eines Therapeuten bedeutend leichter. Aber auch für die Selbsthilfe kann dieses Verfahren hilfreich sein, man sollte allerdings nicht sofort eine perfekte Verhaltensanalyse von sich erwarten, sondern sich Zeit zum Üben einräumen und sich nicht abwerten, wenn es nicht sofort gelingt.

»An meinem Geburtstag ist alles am schlimmsten«

Viele Borderline-Betroffene berichten, dass ihre Symptome häufig im engen Zusammenhang mit bestimmten äußeren Ereignissen stehen, auf die sie selbst kaum Einfluss nehmen können. Folgende Erfahrungen wurden genannt:

- »An den Tagen vor der Menstruation merke ich, dass ich viel schneller in ein Loch falle, als an ›normalen‹ Tagen. Außerdem reagiere ich da viel sensibler. Es gibt bestimmte Jahreszeiten, in denen es wirklich schwierig wird, gerade im Winter. Das geht im November los, Weihnachten ist meistens ganz schwierig und irgendwann im März wird es wieder besser.« (Fairies)
- »Fürchterlich sind die Mondphasen, im Speziellen Vollmond und überhaupt die Phase des zunehmenden Mondes. Ein Horror können Sonntage sein – ist eine echte Borderline-Situation.« (Elke)

- »Ich habe den Rhythmus festgestellt, dass immer im Frühjahr bei mir eine Verstärkung der Problematik entsteht. Ich vermute, dass es daraus resultiert, dass die Natur erwacht, sich schön macht und in mir sind das Chaos und die Dunkelheit. Ferner werde ich regelmäßig krank, wenn es in den Urlaub geht. Die Packerei überfordert mich und ich breche meistens dabei zusammen.« (Karin)
- »Es kommt auch hin und wieder vor, dass sich die Symptome verschlechtern, wenn nach längerem Sonnenwetter wieder der Regen kommt.« (Julia)

Letztlich lassen sich diese von außen vorgegebenen Rhythmen kaum beeinflussen. Trotzdem sind sie für die persönliche Selbsthilfe wichtig: Wer den Zusammenhang zwischen inneren und äußeren Geschehnissen und seiner Stimmung kennt, der fühlt sich dem nicht mehr so ausgeliefert und gewinnt zumindest ein bedingtes Gefühl von Kontrolle. Außerdem entsteht so manchmal die Möglichkeit, diesen Rhythmen etwas entgegenzusetzen. Fairies berichtet beispielsweise, dass sie die Pille nimmt und dadurch ihre regelmäßigen Krisen um die Zeit ihrer Periode abschwächen kann. Viele Betroffene schützen sich gerade um Feiertage oder um ihren Geburtstag herum vor Krisen, indem sie sich für diese Zeit einen Notfallplan überlegen. Manchmal ist es auch schon hilfreich, zu wissen, dass man in solchen Zeiten einfach achtsamer mit sich umgehen muss.

Im Übrigen leiden natürlich nicht nur Personen mit Borderline, sondern sehr viele Menschen unter äußeren Bedingungen, die regelmäßig wiederkehrend Einfluss auf ihr Befinden haben. Wer kennt nicht jemanden, dem vor dem alljährlichen Weihnachtsfest graut, der bei Vollmond Schlafstörungen hat oder über das Prämenstruelle Syndrom stöhnt. Der Unterschied ist jedoch, dass diese Menschen nicht in tiefe Krisen stürzen, sondern vielleicht einfach einige Tage unausgeschlafener, zickiger oder unfreundlicher sind. Sie können es sich »erlauben«, diese Rhythmen zu übersehen, während für Borderline-Betroffene eine erhöhte Achtsamkeit wichtig ist.

Sich in Gefühle »pushen«

Unangenehme Gefühle sind häufig der Auslöser für Borderline-Verhaltensweisen. Viele dieser negativen Gefühle sind vom Betroffenen nicht beeinflussbar, immer wieder kommt es aber vor, dass solche Gefühle durch eigenes Verhalten gefördert oder aufrechterhalten werden.

Menschen mit Borderline »pushen« sich sogar häufig regelrecht in ihre Gefühle hinein, und zwar nicht nur in positive, sondern insbesondere in negative Empfindungen. Auch dieses Verhaltensmuster ist eigentlich eine Selbsthilfestrategie, die vor allem vor Gefühlen von Leere, Langeweile und tiefer Einsamkeit schützen soll. »Besser, ich habe negative Gefühle als gar keine und dadurch dieses schreckliche Gefühl von Leere.« Dieses Verhalten kann sogar so weit gehen, dass bestimmte negative Gefühle bewusst herbeigeführt werden, was eine sehr spezielle Form der Selbstschädigung sein kann.

Betroffene haben uns aber auch berichtet, dass sie Gefühle verstärken, damit sie sie schneller überwinden können: »Es ist, als würde dieses Gefühl niemals abklingen oder sehr viel länger anhalten, wenn ich es nicht verstärke.« Gefühle werden verstärkt, um subjektiv einen Eindruck von Kontrolle zu haben. »Wenn ich ein Gefühl selbst noch mit ›antreibe‹, dann fühle ich mich ihm nicht so ausgeliefert, schließlich habe ich es ja zu einem Teil mit ›gemacht‹.« Hinter diesem Forcieren steht also der Wunsch nach Kontrolle, Einflussnahme und Vermeidung von Leere. Es ist eine Form von Selbsthilfe, die aber letztlich doch schädigt.

Psychologen haben sich mit diesem Phänomen auch wissenschaftlich beschäftigt. Sie haben festgestellt, dass es drei Umgangsstile mit Emotionen gibt:

1. Eine große Gruppe von Menschen versucht stets ihre Gefühle abzuschwächen. Sie leben im »emotionalen Flachwasser«, haben weder starke positive noch negative Gefühle.
2. Eine andere Gruppe versucht positive Gefühle zu verstärken: »Wie kann ich meine Freude länger aufrechterhalten, wie kann ich mir noch einen kleinen Kick geben, wenn es mir schon gut geht?«
3. Eine dritte Gruppe versucht negative Gefühle zu verstärken: »Wenn es mir sowieso schon schlecht geht, besuche ich einen Freund, dem es gerade auch sehr schlecht geht, oder gehe auf den Friedhof und beschäftige mich mit dem Verlust geliebter Menschen.«

Viele Borderline-Betroffene leben vor allem abwechselnd die beiden letzten Stile, wobei die Verstärkung von negativen Gefühlen wohl deutlich überwiegt. Wir haben Betroffene gefragt, durch welches Verhalten sie ihre negativen Gefühle aufrechterhalten oder verstärken. Die folgende Auflistung ist zur Förderung der Selbstwahrnehmung, zum Wiedererkennen möglicher eigener Verhaltensstile, aber *nicht* zur Nachahmung gedacht! Dies sind einige der Antworten:

- in meinem Zimmer kein richtiges Licht anschalten, wenn es mir schlecht geht;
- zum S-Bahnhof fahren oder über Brücken gehen, am Bahnhof stehen und aufs Gleis rausgehen;
- Depri-Musik im Auto hören und durch einsame dunkle Gegenden fahren;
- beim Gehen immer nach unten sehen (»Kaugummis gucken«);
- Menschen besuchen, von denen ich weiß, dass sie mich nicht verstehen;

- mich mit Kontakten konfrontieren, die mir Angst machen;
- Kälte ignorieren, bis die Finger blau sind;
- sich gegen die Fahrtrichtung in den Zug setzen, weil mir dadurch übel wird;
- in Kaufhäuser gehen: Grelles Licht, Menschenmassen und Lautsprecherdurchsagen verstärken das Gefühl des Unwirklichen.

Viele Betroffene pushen sich in Krisenzeiten gezielt in negative Gefühle, damit endlich auch von außen ersichtlich ist, dass es ihnen schlecht geht. Und vor allem, damit sie vor sich selbst rechtfertigen können, Hilfe zu benötigen, damit sie das Recht haben, für sich zu sorgen, weil sie sich in einem extremen Ausnahmezustand befinden.

Jedem Winter folgt ein Frühling

Gerade Menschen mit Borderline-Erleben machen immer wieder die Erfahrung, sehr extreme Gefühle zu durchleben und dann vollkommen in dem jeweiligen Gefühl stecken zu bleiben. Ist die Gefühlsschublade »Trauer« geöffnet, so ist alles schwarz und es erscheint vollkommen undenkbar, dass jemals wieder der Gegensatz, etwa Freude, gespürt werden kann. Gefühle werden also nicht als momentanes Empfinden, sondern als ewig anhaltender Zustand erlebt. Es ist, als hätte man im Winter vergessen, dass es auch wieder Frühling und Sommer wird. Das »emotionale Gedächtnis« funktioniert in solchen Situationen nicht mehr. Dieser Zustand ist extrem anstrengend. Wie viel leichter ist es doch, die kalten und dunklen Wintertage zu überstehen, wenn man weiß, dass es bald wieder warm und hell werden wird. Und wie viel leichter fällt es einem umgekehrt, beispielsweise realistische Zukunftspläne zu machen, wenn man weiß, dass der momentane Höhenflug natürlich nicht ewig anhält.

Häufig wechseln diese extremen Erlebnisformen innerhalb kurzer Zeit. Viele Betroffene berichten von mehrmaligem Wechsel innerhalb von Stunden oder während eines Tages. Dabei kommt es nicht nur zu einem raschen Wechsel der Stimmung, sondern auch von Ansichten und Verhaltensweisen. Wer sich in einer Verfassung von Verzweiflung befindet, wird passiv und beschäftigt sich vielleicht mit Suizidgedanken. Passiert nur eine winzige Kleinigkeit, ein Lob von außen vielleicht, gibt es einen schlagartigen Wechsel zum Erleben von großer Freude. Derjenige wird dann möglicherweise sehr aktiv und macht große Pläne für die Zukunft.

Stimmungswechsel sind eigentlich etwas sehr Positives! Sie zeigen, dass der jeweilige Mensch fähig ist, verschiedene Gefühle zu erleben. Sie sind ein Zeichen für Lebendigkeit und Spontanität. Bei Kindern ist die Fähigkeit des Stimmungswechsels noch sehr stark ausgeprägt und wird von Erwachsenen häufig fasziniert beobachtet und manchmal auch beneidet. Bei den meisten Menschen lässt die Fähigkeit, die Stimmungen rasch zu wechseln, mit dem Älterwerden zunehmend nach. Viele Menschen erleben kaum Stimmungswechsel, weil sie auch nur sehr abgeschwächt Gefühle empfinden. Wer seine Stimmungswechsel reduzieren möchte, muss daher immer aufpassen, nicht auch seine Gefühle zu verlieren.

Schwierig werden Stimmungswechsel erst dann, wenn sie ausgesprochen häufig oder sehr abrupt oder wenn die Gefühle sehr extrem sind. Ziel einer therapeutischen Arbeit oder der eigenen Selbsthilfe ist es daher nicht, diese Stimmungswechsel zu verhindern. Vielmehr geht es darum, sie etwas abzumildern und das »emotionale Gedächtnis«,

d. h. die Erinnerung daran, dass es auch noch andere Gefühle als die gegenwärtigen gibt, zu fördern. Nur so ist es möglich, sich das Positive von Stimmungswechseln zu erhalten und doch die negativen Seiten abzubauen. Die betroffenen Menschen haben verschiedene Formen von »Erinnerungshilfen« gefunden. So schreiben einige ihre verschiedensten Gefühle auf, um diese Aufzeichnungen in Zeiten negativer Gefühle wieder zur Hand zu nehmen. Eine andere Betroffene hat sich einen kurzen Text auf Kassette gesprochen, in dem sie davon berichtet, dass sie sowohl negative wie auch positive Gefühle kennt und immer wieder in Zustände gerät, in denen sie keinerlei Zugang mehr zu ihren positiven Gefühlen hat. Dieses Tonband zu hören hilft ihr in schwierigen Zeiten. Eine weitere Betroffene schaut sich Fotos aus ihrem letzten Urlaub an, auf denen sie im wahrsten Sinne des Wortes ein Stück »Sonnenseite« ihres Lebens festgehalten hat. Eine andere hat ein Bild, dass sie im Rahmen ihrer Therapie gemalt hat, im greifbarer Nähe und erinnert sich so an die Seite in ihr, die sehr lebendig ist und nicht nur negative Gefühle kennt.

Wenn Symptome zu Selbstläufern werden

Es gibt viele Borderline-Erlebnisweisen, die so belastend sind, dass die Betroffenen alles tun, um sie zu vermeiden – oft allerdings auf eine nicht wirkungsvolle Art und Weise. Beispielsweise stürzt Sandra immer wieder in ein tiefes Gefühl von Einsamkeit und Verlassensein, weshalb sie alles unternimmt, damit die anderen nur bei ihr bleiben. Unter anderem verletzt sie sich auch selbst, wenn sie befürchtet, dass ihr Partner sie allein lassen könnte. In gewisser Weise ist dieses Verhalten eine Selbsthilfestrategie, um das unerträgliche Gefühl des Verlassenwerdens zu kontrollieren. Leider schadet sich Sandra jedoch letztlich selbst mit diesem Verhalten, denn ihr Freund fühlt sich immer wieder von ihr manipuliert und denkt schon an Trennung.

Anfangs sind Selbstverletzungen für viele Betroffene ein Weg, um unerträgliche Gefühle von Wut oder Angst kontrollieren zu können oder Dissoziationen zu beenden. Oft merken sie in der Folge aber, dass die Umgebung auf eine bestimmte Art und Weise – vielleicht mit Sorge oder Angst, aber auch mit Verärgerung – auf diese Selbstverletzungen reagiert. Wenn diese Reaktionen für die Betroffenen positiv sind, oft allerdings sogar selbst dann, wenn sie ablehnende Reaktionen der Umgebung hervorrufen, können Borderline-Verhaltensweisen schnell zu Selbstläufern werden. Diese Verhaltensweisen werden von den Betroffenen eingesetzt, um damit ein bestimmtes Verhalten oder überhaupt eine Reaktion beim Gegenüber zu bewirken. Es ist wichtig, solche letztlich schädlichen Bewältigungsversuche bei sich selbst zu durchschauen. Erst wenn man sie erkennt, kann man abwägen, ob man sie in Zukunft weiter praktizieren oder sich von ihnen befreien möchte. Auch wenn einige Verhaltensweisen von Betroffenen bewusst eingesetzt werden, so ist dies doch eher ein Ausdruck von Hilflosigkeit als von einer Neigung zur »Manipulation«. Betroffene befinden sich in so belastend erscheinenden Situationen, dass sie keinen anderen Ausweg mehr wissen, als solche Verhaltensweisen einzusetzen.

ÜBUNG Folgende Verhaltensweisen kennen viele Betroffene. Welche dieser Verhaltensweisen hast du bei dir selbst schon einmal beobachtet?

Nimm dir fünf Minuten Zeit und beantworte diese Fragen nur für dich selbst. Überlege dir für dich, welche Punkte auf dich zutreffen, und ergänze die Liste ggf. Es geht bei dieser Übung nicht um ein Schuldeingeständnis, sondern um eine Bestandsaufnahme für dich selbst:

- mit Selbstmord oder Selbstverletzung drohen, um damit etwas Bestimmtes zu erreichen;
- Erfindungen: etwas berichten, was gar nicht existiert, um das Selbstwertgefühl zu heben oder Aufmerksamkeit auf sich zu ziehen;
- somatische Symptome: körperliche Veränderungen gleich als Krankheitszeichen interpretieren oder diese herbeiführen, um dadurch Aufmerksamkeit zu gewinnen oder sich vor Anforderungen zu schützen;
- Dissoziationen provozieren: so tun, als sei man in einem dissoziativen Zustand, oder etwas unternehmen, um sich tatsächlich in diesen Zustand hineinzubringen;
- sich selbst verletzen, um dadurch Kontakt und Aufmerksamkeit zu gewinnen;
- sich in das eigene Leid fallen lassen, noch weiter hineinbegeben, um dadurch bestimmten Anforderungen zu entgehen.
- ....

Gibt es eine Strategie, die du gerne aufgeben möchtest?
Welche?

Wenn die Ampel auf Gelb springt ...

Borderline-Krisen erwecken häufig den Eindruck, als würden sie plötzlich und unvermittelt über die Betroffenen hereinbrechen. Das stimmt jedoch nur für einen Teil des Borderline-Erlebens; Dissoziationen etwa können durch bestimmte Situationen ausgelöst werden und sich von jetzt auf gleich, also innerhalb von wenigen Minuten entwickeln. Die meisten Borderline-Krisen bauen sich aber langsam auf und können deshalb auch frühzeitig erkannt werden. Es fällt allerdings häufig schwer, die Vorboten von Krisen als solche wahrzunehmen. Manchmal sind es Kleinigkeiten, die auch den Betroffenen selbst zunächst nicht einmal besonders auffallen. Eine Frau berichtet, dass sie vor der Zuspitzung schlechter einschlafen könne und ein bisschen unordentlicher werde als sonst und dabei denke, dass sie eigentlich mal wieder aufräumen müsse.

Doch es ist eben mehr als »normale« Unordnung, die sich um die Betroffenen herum ausbreitet; mit »einfach aufräumen« ist es nicht mehr getan, denn das innere Chaos beschäftigt sie schon viel mehr, als es ihnen selbst möglicherweise bewusst wird. Manche Krisenanzeichen werden von der Umgebung vielleicht auch noch gefördert: Wenn jemand am Arbeitsplatz weit über seine Belastungsgrenzen geht und mehr arbeitet als gewöhnlich, wird sich vermutlich kein Vorgesetzter oder ein dadurch entlasteter Kollege beschweren. Das Verhalten kann auf den ersten Blick also durchaus positiv wirken und die eigene Hilflosigkeit kann zunächst von den Betroffenen selbst unbemerkt bleiben.

Die Vorboten von Krisen bezeichnen wir als *Frühwarnzeichen*. Nach unserer Erfahrung ist es sinnvoll, sich damit zu beschäftigen, wie man solche Frühwarnzeichen besser erkennen kann und wie man auf sie reagieren sollte. So lassen sich heftige Krisen frühzeitig abfangen. Wie unterschiedlich und scheinbar nebensächlich Frühwarnzeichen aussehen können, zeigt das Ergebnis unserer Umfrage unter einer größeren Gruppe Betroffener:

- mehr Tagebuch oder überhaupt wieder Tagebuch schreiben;
- sich in Arbeit stürzen, viel tun, was eigentlich nicht das ist, was dringend getan werden müsste, Beschäftigung mit allem Möglichen, nur nicht mit dem, was gefordert ist;

- dringende Suche nach Kontakten aller Art (viel »soziale Energie« in alle möglichen aktuellen, aber auch früheren Kontakte stecken) oder aber Menschen meiden;
- glauben, morgens nicht aufstehen zu können, obwohl man nicht müde ist, sich erschöpft fühlen;
- mit dem Gedanken an Selbstverletzung spielen, Selbstverletzung in allen Einzelheiten ausmalen;
- daran scheitern, den Alltag sinnvoll zu strukturieren (Zeit »vertrödeln«), nicht mehr in der Lage sein sich einen Plan zu machen und den abzuarbeiten;
- geräuschempfindlicher werden (alles verschwimmt und wird ein »akustischer Brei«);
- ein »Hauch von Angst«, der unerklärlich ist, der sich zwar wegschieben lässt, aber doch beunruhigt;
- Spiegel meiden;
- keine Lust mehr einkaufen zu gehen;
- heftiges Verlangen nach Alkohol, Aggressionen, Streiten, also den Hass ausleben;
- eine immer mehr um sich greifende, immer weniger beherrschbare Unordnung, verzweifelte Versuche, Ordnung ins Chaos zu bringen, scheitern immer öfter;
- Unentschlossenheit;
- immer weniger Interesse am »Außen« (alles rückt weiter weg, wird gleichgültiger), immer mehr mit dem »Innen« beschäftigt sein;
- Dinge kaputtmachen aus dem Gefühl heraus, völlig überfordert zu sein (PC-Tastatur zerbrechen o. Ä.);
- das Gefühl haben, dass alles um sich herum immer schneller und lauter wird;
- sehr viel rauchen oder essen oder aber gar nichts mehr essen;

- starke Verlustängste entwickeln und denken, alles zu verlieren;
- alles hinterfragen;
- Schlafstörungen: mehr Schlaf als sonst brauchen oder immer schlechter einschlafen können, unruhig schlafen, zwischendurch immer wieder aufwachen, »nachtaktiv sein« (völlig »falscher« Lebensrhythmus).

Die verschiedenen Frühwarnzeichen sind vor allem ein Zeichen von Individualität, es gibt keine »falschen« oder »richtigen« Anzeichen. Das gilt eben auch und gerade für Zeiten, in denen es jemandem schlecht geht. Vor allem die ersten Frühwarnzeichen können in aller Regel nur von den Betroffenen selbst wahrgenommen werden, für Außenstehende sind sie in den allermeisten Fällen zunächst »unsichtbar«.

Wer sich mit seinen eigenen Frühwarnzeichen beschäftigen möchte, sollte sie zunächst aufschreiben. Es kann hilfreich sein, wichtige Bezugspersonen zu fragen, welche Veränderungen sie vor Krisenzeiten wahrnehmen. Das hilft, die eigene Erinnerung wieder in Gang zu bringen. Auch ein Gespräch mit anderen Betroffenen, beispielsweise in einer Selbsthilfegruppe, kann helfen, um sich leichter an die eigenen Krisenvorboten zu erinnern. Wer seine Frühwarnzeichen aufgeschrieben hat, sollte sie in eine Reihenfolge bringen, d.h. zwischen frühen und späten Frühwarnzeichen unterscheiden, also zwischen solchen, die *unmittelbar vor* einer schweren Krise auftreten, und jenen Veränderungen, die sich manchmal *schon Wochen vorher* bemerkbar machen. Je früher Anzeichen für eine mögliche Krise erkannt werden, umso einfacher ist es, dann gegenzusteuern.

Frühwarnzeichen sind wie eine auf Gelb oder manchmal auch auf Rot geschaltete Ampel. Wer sie wahrnimmt, sollte reagieren, ansonsten bringt er sich rasch in eine gefährliche Situation. Deshalb sind die vorher überlegten Reaktionen ebenso wichtig wie das Erkennen solcher Veränderungen.

Der nächste Schritt besteht also darin, sinnvolle Reaktionen zu planen. Was werde ich beim nächsten Mal tun, wenn ich wieder Frühwarnzeichen bemerke? Es gibt verschiedene Möglichkeiten der Reaktion, beispielsweise den Stress zu reduzieren, also belastende und kräftezehrende Situationen und Verhaltensweisen zu vermeiden und mit anderen darüber sprechen, um sich dadurch zu entspannen, mit anderen zu überlegen, was jetzt zu tun ist. Sinnvoll ist es, mehr Dinge zu unternehmen, die Kraft geben und gut tun. Jeder hat dafür seine eigenen sinnvollen Verhaltensweisen. Kerstin beispielsweise bemerkt ihre zunehmende Labilität daran, dass sie sich nur noch abwertet, nichts Liebenswertes mehr an sich wahrnimmt und sich immer weniger zutraut. Irgendwann hat sie die Hoffnung verloren, dass sich etwas ändern könnte. Ab diesem Zeitpunkt spricht sie mit niemandem mehr über ihre Probleme und geht auch nicht mehr zu ihrem Therapeuten. Etwas später erscheint sie dann nicht mehr an ihrer Arbeitsstelle und trinkt immer mehr Alkohol. Das Ganze entwickelt sich bei ihr zumeist über drei bis vier Wochen.

Kerstin hat sich inzwischen entschieden, sehr frühzeitig zu handeln, denn wenn erst das Gefühl der Hoffnungslosigkeit in ihr aufkommt, ist sie zu keinem sinnvollen Verhalten mehr in der Lage. Wenn sie sich über mehrere Tage ständig abwertet, informiert sie ihren Therapeuten darüber. Beide haben vereinbart, dass sie in diesem Fall auch anrufen kann, wenn sie keinen Termin hat. Außerdem hat sie aufgeschrieben, was sie an sich mag und welche Fähigkeiten sie hat. Diese Liste hat sie in ihren Notfallkoffer (siehe das folgende Kapitel) gelegt und sich vorgenommen, sie sich in einer Krise selbst laut vorzulesen.

Anregungen

Durch welches eigene Verhalten pushe ich mich in für mich schwierige Gefühle und Empfindungen?

Gibt es Stimmungsveränderungen oder Krisen, die mit einer bestimmten Regelmäßigkeit auftreten? Von welchen Ereignissen hängen sie ab?

Welche Situationen, Ereignisse, Gedanken belasten mich übermäßig und können meine Symptomatik verstärken und / oder mich eventuell in eine Krise treiben?

Welche Belastungen kann ich vermeiden?

Welche Frühwarnzeichen habe ich bei mir schon mal beobachtet? Unterscheide frühe und späte Anzeichen.

Wie habe ich bisher auf diese Frühwarnzeichen reagiert?

Welche Reaktionen auf Frühwarnzeichen könnten mir in Zukunft helfen, nicht in eine Krise zu rutschen?

Notfallkoffer

Krisen sind immer verbunden mit hohem Druck, das heißt, bevor ich versuche die Krise selbst zu beheben, muss ich erst mal den Druck regulieren, dafür habe ich den Notfallkoffer.
Pascal

Am wichtigsten finde ich, dass ich eine »Notfallliste« habe, die ich benutzen kann, wenn es mir schlecht geht. Stecke ich erst mal drin in dem Schlamassel, bin ich oft so kopflos, dass ich nicht mehr vernünftig denken kann. Durch die Liste habe ich die Möglichkeit, Lösungen direkt vor mir zu sehen und sie aus probieren zu können. Ich brauche mir dann nichts von außen »aufdrücken« zu lassen, was für mich sehr wichtig ist. Und man glaubt es kaum: Diese Vorsorge-Liste verhindert die Selbstverletzung. Sicher, ich will nicht sagen, dass es nicht immer wieder passieren kann, aber ich habe die Erfahrung gemacht, dass man damit vorbeugen kann.
Petra

Ich habe meinen Notfallkoffer in der Skillsgruppe gepackt. Ich hatte ihn immer dabei, aber habe ihn fast nie benutzt, es war eine bestimmte Sicherheit, die er mir gegeben hat.
Karen

Borderline-Erleben äußert sich immer wieder in sehr akuten Krisen, in denen der betroffene Mensch so weit aus dem Ruder gerät, dass er seine Gefühle nicht mehr erträgt, im Leben keinen Sinn mehr sieht, sich selbst verletzt oder vielleicht sogar einen Suizidversuch unternimmt. Trotz aller Selbsthilfemöglichkeiten und psychotherapeutischen Unterstützung kann es immer wieder zu so extremen Situationen kommen, in denen der Betroffene nicht mehr in Ruhe überlegt, wie er sich jetzt sinnvoll verhalten kann. Zumeist kommt es dann zu selbst-, manchmal auch zu fremdschädigendem Verhalten, also beispielsweise zu Selbstverletzungen, Suizidversuchen, Aggressionen gegen die Umgebung, Fressanfällen oder dazu, dass sich die Betroffenen in gefährliche Situationen begeben.

Viele Betroffene kennen dieses Problem: Gerade wenn es »kriselt«, ist kein Mensch erreichbar. Außerdem haben längst nicht alle Städte einen Krisendienst, der rund um die Uhr arbeitet. Therapeuten sind nachts um drei oder am Wochenende auch nicht zu erreichen und Freunde sind wahrscheinlich auch bald überfordert, wenn man sie öfter nachts anruft.

Es geht also darum, Selbsthilfemöglichkeiten zu finden, die weitestgehend unabhängig von der Unterstützung durch andere Personen und auch in Zeiten von völliger Anspannung oder Verzweiflung noch funktionieren. Eine Idee, die schon viele Betroffene erprobt haben, ist es, sich einen persönlichen »Notfallkoffer« zusammenzustellen.

Allerdings können zahlreiche Betroffene das Wort »Notfallkoffer« genauso wie den Begriff »Verhaltensanalyse« nicht mehr hören. »Meinen Notfallkoffer habe ich lange Zeit eigentlich nur für die Profis gehabt. Wenn ich um Hilfe bitte, dann habe ich meist schon eine Menge ausprobiert, was mir helfen könnte. Ich finde es nervig und fühle mich wie ein Kind behandelt, wenn die Profis mir direkt unterstellen, dass ich noch gar nicht alle Möglichkeiten der Selbsthilfe ausgeschöpft habe, bevor ich mich an sie wende. Das stimmt so einfach nicht und es ist unfair«, schreibt eine Betroffene.

Heute würden wir den Begriff »Notfallkoffer« so nicht mehr verwenden, weil es nicht wirklich ein Werkzeug für Notfälle ist. In der somatischen Medizin kommen Notfallkoffer dann zum Einsatz, wenn Menschen sich in Situationen befinden, in denen eine erste Hilfe notwendig wird, die mit wenigen Mitteln in aller Regel von außen geleistet wird. »Wenn Therapeuten zu mir sagen, dass ich doch alle Selbsthilfestrategien beherrsche und genau weiß, was ich tun muss, erkläre ich ihnen mein ›Versagen‹ in einer kritischen Situation oft damit, dass ein bewusstloser Notarzt sich auch nicht selbst reanimieren kann, auch wenn er über die Fähigkeiten dazu verfügt. Es gibt Situationen, da braucht man einfach Hilfe von außen. Und ich bemühe mich wirklich jeden Tag, nicht in solche Situationen zu kommen! Dazu nutze ich meine Sammlung von Ideen und Gegenständen, die funktionieren. ›Notfallkoffer‹ mag ich das aber nicht nennen. Das klingt für mich nicht nach Selbstbestimmung, sondern nach allein gelassen werden«, erzählt Eva, die schon viele Jahre Erfahrung mit Therapie hat. Die Idee des Notfallkoffers als einer Sammlung von Ressourcen und Selbsthilfeideen finden wir jedoch nach wie vor gut und haben entschieden, den Begriff in diesem Buch auch weiterhin zu verwenden, weil er sich inzwischen in der therapeutischen Arbeit durchgesetzt hat.

Was hilft, wenn ich nicht mehr weiterweiß?

Ein Notfallkoffer enthält alle Ideen oder Gegenstände, die in akuten Krisensituationen hilfreich sein können. Viele Betroffene werden feststellen, dass sie eigentlich schon über einen Notfallkoffer verfügen, auch wenn sie ihn vielleicht nicht so nennen, denn fast alle haben im Laufe der Auseinandersetzung mit Borderline-Krisen Dinge kennen gelernt und zusammengetragen, die ihnen in solchen Phasen helfen können. Ein Beispiel wäre das Tagebuchschreiben, ein anderes ein Lieblingspullover, den man immer dann anzieht, wenn es einem nicht so gut geht, oder aber die Visitenkarte des Therapeuten, die man im Portemonnaie bei sich hat. Solche Dinge kann man eben auch systematisch zusammenstellen und sie tatsächlich an einem bestimmten Ort aufheben, eben in einer Art »Notfallkoffer«, um sie in der Krise schnell griffbereit zu haben.

Zunächst einmal ist es gut, eine Liste mit Dingen aufzustellen, die schon einmal in einer schwierigen Situation geholfen haben oder von denen man doch wenigstens annimmt, dass sie helfen könnten. Dann ist es wichtig, sich durchaus reale Gegenstände zu besorgen und diese verfügbar zu halten. Anderes wiederum kann man auf Zettel schreiben. Auch Selbstverpflichtungen bzw. Vereinbarungen mit anderen sollten sich in einem Notfallkoffer wiederfinden. Es ist empfehlenswert, tatsächlich einen Koffer bzw. eine Tasche zu packen.

Ein Notfallkoffer muss wachsen. Es ist aber wichtig, erst einmal anzufangen. Der Notfallkoffer ist ein Abbild der gesammelten Erfahrungen eines Menschen mit seinen Krisensituationen. Die Entstehung des persönlichen Notfallkoffers braucht Zeit und man muss immer wieder kontrollieren, ob noch etwas fehlt oder etwas vergessen wurde. Manchmal werden auch Dinge unwichtig und können durch andere ersetzt werden. Der Notfallkoffer von Lisa etwa, aus dem wir im Folgenden viele Elemente vorstellen, enthält Dinge, die sie schon seit Jahren »begleiten«. Wir haben den Inhalt eines möglichen Koffers in sechs Kategorien eingeteilt, die nach unserer Erfahrung sinnvoll sind:

Dinge zum Festhalten, Dinge zur Beruhigung, Dinge, um sich selbst zu spüren, eine schriftliche Selbstverpflichtung, eine Fremdhilfeliste sowie eine Handlungsanweisung für den äußersten Notfall.

Dinge zum Festhalten

In Krisensituationen ist der Kopf häufig »ausgeschaltet«, so beschreibt eine Betroffene, sie sei dann »nur noch Gefühl«. Deshalb ist es sinnvoll, nicht nur Dinge, die den Verstand ansprechen, sondern auch reale Gegenstände zum Festhalten, die ein Stück Regression erlauben, in den Notfallkoffer zu packen. Das können beispielsweise ein kuscheliger Pullover, ein weiches Kissen, ein Plüschtier, eine Nuckelflasche oder vielleicht warme Socken sein.

Manche Dinge zum Festhalten sind auch so klein, dass sie bequem in die Hosentasche passen oder auf andere Art ein unauffälliger Begleiter im Alltag sein können. Das kann ein kleiner Stein sein, den man im Urlaub gefunden hat, ein Würfel, eine Kette oder andere Kleinigkeiten. Viele Menschen haben solche kleinen »Alltagsbegleiter«, die sie an andere Menschen oder Situationen erinnern und ihnen in Stresssituationen Halt geben.

Dinge zur Beruhigung und Ablenkung

Oft geht es darum, der inneren Leere etwas entgegenzusetzen. Dann können Dinge, die den Verstand ansprechen und Aktivität erfordern, hilfreich sein: beispielsweise ein Tagebuch, Strickzeug, Mandalas zum Ausmalen, ein Kartenspiel oder Postkarten, zu denen man Geschichten erfinden kann oder die einen einfach an etwas erinnern. Fotos von Freunden können helfen, dem Gefühl, allein auf der Welt zu sein, etwas entgegenzusetzen. Ein Lieblingsvideofilm oder ein Buch, das man gerne liest, kann der Ablenkung dienen. Therapeuten »trainieren« mit ihren Klientinnen und Klienten so genannte »Hirn-Flickflacks«, das sind kognitive Aufgaben, die eine hohe Konzentration verlangen und dem Verstand keinen Raum mehr lassen, über andere Dinge nachzudenken. Möglich sind Rechenaufgaben (etwa von 415 ausgehend fortlaufend 13 abziehen; die Zahl 12 mit 13 multiplizieren) oder andere Konzentrationsübungen (etwa zu jedem Buchstaben des Alphabets einen Frauennamen oder eine Stadt finden, Flüsse in Deutschland nennen u. v. m.).

Lisa hat in einem einfachen Schulheft notiert, was sie tun kann, wenn sie verzweifelt ist, und sich »gute« (reale) Orte aufgeschrieben, an die sie gehen oder fahren kann, damit sie nicht ziellos in der Gegend herumirrt.

Manchmal geht es darum, die Atmosphäre in der eigenen Wohnung etwas zu verändern, eine beruhigendere Umgebung zu schaffen oder eine Kleinigkeit für sich zu tun, auch wenn es schwer fällt. Dazu kann es schon reichen, eine CD oder eine Kassette abzuspielen, eine Duftlampe anzustecken, eine Kerze anzuzünden oder sich einen Tee zu kochen.

Dinge, um sich zu spüren

Für viele Betroffene ist es wichtig, das Körpergefühl wieder herzustellen und damit auch gleichzeitig Selbstverletzungen zu vermeiden.

Hilfreich sind nach der Erfahrung vieler vor allem starke Reize, die verschiedene Sinne ansprechen können. Durch solche Reize können zum Beispiel Veränderungen der Wahrnehmung oder starke unangenehme Gefühle unterbrochen oder wenigstens abgemildert werden. Hier einige Beispiele:

Gerüche → intensive Duftstoffe wie Pfefferminzöl oder Ammoniak riechen.

Temperatur → Eiswürfel in die Hand oder in den Mund nehmen, Coolpacks oder kaltes Wasser auf die Haut. Mit Wärme (etwa sehr warmes Duschen) eher vorsichtig umgehen, da es auf Grund der Schmerzunempfindlichkeit zu Verbrennungen kommen kann, aber auch beim Umgang mit Eis achtsam sein und die Haut beobachten.

Geschmack → in frischen Meerrettich beißen, scharfe Saucen in den Mund nehmen, in eine Chilischote beißen.

Töne → laute Töne, rhythmische Musik hören.

Berührungen → beispielsweise mit Igelbällen über die Haut fahren oder Gummibänder über die Unterarme streifen und schnappen lassen.

Welche dieser verschiedenen Möglichkeiten für den Einzelnen hilfreich sind, kann jeder letztlich nur selbst herausfinden. Jeder von uns ist mit einigen Sinnen besonders empfänglich, mit anderen weniger sensibel. Daher geht es darum, Erfahrungen mit den verschiedenen Möglichkeiten zu sammeln, um die persönlich hilfreichen herauszufinden. Viele Menschen finden nach einigem Ausprobieren eine Methode, die ihnen momentan besonders gut hilft. Mit der Zeit kann sich das auch verändern und eine andere Methode wird vornehmlich gewählt.

Selbstverpflichtungen

Eine Selbstverpflichtung kann ein Brief sein, den man in einer Zeit an sich selbst geschrieben hat, als es einem gut ging. In so einem Brief kann etwas über die Lebensziele stehen, die man schon erreicht hat (Studienplatz, eine eigene Wohnung), oder über Wünsche, die man sich erst noch erfüllen möchte (ein Haustier, eine Reise). Man kann ein Foto von sich aus Situationen, in der es einem besonders gut ging, mit in den Brief legen oder auch ein Foto von einem Menschen, der einem sehr wichtig ist. Ein solcher Brief sollte ermutigend sein, denn einem Freund, dem es schlecht geht, würde man ja auch nicht schreiben, dass er sich zusammenreißen oder gefälligst nicht jammern soll.

Eine andere Selbstverpflichtung kann eine schriftliche Absprache sein, die man mit einem Therapeuten oder Arzt abgeschlossen hat. Eine Betroffene hat sich beispielsweise ihrer Ärztin gegenüber verpflichtet, sich Hilfe zu holen, bevor sie suizidale Handlungen unternimmt, und sich damit einverstanden erklärt, notfalls auch gegen ihren Willen in eine Klinik eingewiesen zu werden, weil sie eigentlich leben will, dieses Ziel aber in destruktiven Phasen aus den Augen verliert.

Fremdhilfe

Für Krisenphasen ist es gut, eine Liste mit Telefonnummern von wichtigen Anlaufstellen und Freunden zu haben. In ganz schweren Zeiten kann nur noch professionelle Hilfe einen Weg aus Gedanken- und Gefühlschaos schaffen. Meistens kündigen sich Krisen lange vor ihrem Ausbruch an. Stefanie hat früher lange gewartet, bis sie auf die Frühwarnzeichen gehört hat. Inzwischen kennt sie sich besser und reagiert eher. Sie wartet jetzt nicht mehr drei Stunden, wenn sie die

Leere und Langeweile nicht aushält, sondern ruft schon nach zwanzig Minuten Freunde an, um jemanden zu finden, der etwas mit ihr unternimmt oder einfach da ist. Dabei geht es nicht darum, Freunde zu »Seelenmülleimern« für Krisen zu machen, sondern darum, mit den Menschen, die einem sonst auch wichtig sind, in Kontakt zu bleiben. Man könnte die Telefonliste also auch in »Kontaktnummern« (Aufrechterhaltung von Kontakten, Bitte um Ablenkung, aber keine Krisengespräche) und »Notfallnummern« (Kriseninterventionsgespräche, aber keine Angebote zur Ablenkung) unterteilen.

Wenn professionelle Hilfe nötig wird, ist es gut, auf einen Blick die wichtigen »Notfallnummern« und auch die Sprechstundenzeiten von Notfallpraxen oder Therapeuten zu haben, denn in der Aufregung kann es schwierig sein, erst noch lange im Telefonbuch blättern zu müssen. Sinnvoll ist es, sich genau zu notieren, welche Stellen wann erreichbar sind, und mit Freunden oder Bekannten genau abzusprechen, zu welchen Zeiten sie erreichbar sind und wann sie nicht gestört werden möchten.

Eine weitere Möglichkeit der Fremdhilfe ist ein Krisenpass (eine Vorlage findet sich im Downloadbereich des Buches). Dort können wichtige Ansprechpartner notiert werden. Eine ärztliche Unterschrift garantiert, dass in der Notaufnahme nicht ohne weiteres über die Informationen zu Notfallmedikation und Umgang mit der Krise hinweggegangen wird. Ein Krisenpass kann einem unter Umständen anstrengende Erklärungen und Diskussionen ersparen. Der Krisenpass wird im nächsten Kapitel ausführlich vorgestellt.

Im äußersten Notfall

Viele Betroffene haben für den äußersten Notfall eine bestimmte Notfallmedikation. Tabletten im Notfallkoffer sind sicher eine sinnvolle Sache, aber nur in begrenzten Mengen, eben jene Menge, die für den Notfall gebraucht wird. Nicht mehr! Eine Packung mit hundert Schlaftabletten gehört *nicht* in den Notfallkoffer. Die Gefahr, in der Krise die Kontrolle zu verlieren und alle Tabletten auf einmal zu nehmen, ist zu groß!

Betroffene, die an einer Medikamentenabhängigkeit leiden, sollten gar keine Medikamente im Notfallkoffer aufbewahren, um nicht in eine »Suchtfalle« zu geraten. Als Alternative könnte man mit einem Fachmann oder einer Vertrauensperson absprechen, sich bei Bedarf die Notfallmedikation bei ihm abzuholen.

In den Notfallkoffer gehören nur Dinge, die zum Ziel haben, Borderline-Verhaltensweisen zu verhindern. Aus diesem Grunde sollten beispielsweise weder Rasierklingen noch Verbandszeug in einen Notfallkoffer gepackt werden, denn diese Dinge wirken als »Hinweisreize«, wie die Psychologen das nennen. Ähnlich wie jemand, der versucht, sich das Rauchen abzugewöhnen, beim Anblick einer Zigarette unter Umständen sofort wieder »Lungenschmacht« bekommt, wird es einer Person mit Borderline gehen, die versucht, sich nicht mehr zu verletzen. Der Anblick des Verbandszeugs kann schon ausreichen, um den Wunsch nach einer »Problemlösung mit Rasierklingen« hervorzurufen.

Hinweisreize setzen eine Kette von Handlungen in Gang, die so schnell abläuft, dass man das in der Stresssituation zunächst gar nicht sofort wahrnimmt und erst im Nachhinein rekonstruieren kann. Genau diesen Mechanismus kann man sich hingegen zunutze machen:

Positive Hinweisreize im Notfallkoffer können automatisch ein Verhalten auslösen, das hilft, wieder aus der Krise herauszukommen.

Der Anblick der Telefonliste hat vielleicht einen Anruf bei Freunden zur Folge und ein Abstürzen in eine Krise wird so verhindert.

Eine weitere Selbsthilfemöglichkeit für den absoluten Notfall kann eine – mit persönlichen Daten und der Diagnose versehene – »Blanko-Einweisung« sein, mit der man sich jederzeit in einer psychiatrischen Klinik aufnehmen lassen kann. Gemeinsam mit dem behandelnden Arzt, im günstigsten Fall auch unter Einbeziehung der im Notfall aufnehmenden Klinik, kann vorher festgelegt werden, an welche stationäre Einrichtung sich die Betroffenen wenden können. Dann ist im Notfall schnelle und möglichst unbürokratische Krisenintervention möglich. Eine Betroffene erzählt, dass sie im Notfall so nicht erst stundenlang einem Notarzt, der vielleicht keine Erfahrung mit Borderline hat, erklären müsse, welche Probleme sie hat, sondern dass sie nur das Datum auf der Einweisung ergänzt und direkt in die Klinik fahren kann. Dadurch, dass sie sehr viel Eigenverantwortung behält, eskaliert eine akute Situation nicht mehr so wie früher, als sie oft durch eine Aneinanderreihung von Missverständnissen letztlich per Zwangseinweisung in die Psychiatrie eingeliefert wurde. Die »Blanko-Einweisung« stellt für sie eine Sicherheit dar.

Jeder braucht seinen eigenen Notfallkoffer

Jeder Borderline-Betroffene braucht seinen ganz persönlichen Notfallkoffer, das hat auch unsere Umfrage ergeben. Ideen anderer können Anregungen sein, aber mehr auch nicht. Hier einige ganz persönliche

Beispiele, die zeigen, wie individuell ein solcher »Koffer« gefüllt sein kann:

- »Ich habe mir einen so genannten Notfallkoffer in schriftlicher Form zurechtgestellt. In meinem Notfallkoffer habe ich geschrieben, dass, wenn es mir schlecht geht, ich auf alle Fälle nach draußen gehe und mich in ein Café setze, um das Gefühl der inneren Leere oder Einsamkeit nicht zu stark an mich ranzulassen, oder ich gehe ins Fitness-Studio – danach geht es mir oft besser.« (Markus)
- »Es hat sehr viel Spaß gemacht, mir Dinge zu suchen, die mir helfen. Mein Koffer enthält: Igelball, Kassette von einer Therapiestunde, Postkarten von sehr guten Freunden, die ich bekam, als es mir mal sehr schlecht ging, ein Kreisel, *Fisherman's Friend*, japanisches Heilpflanzenöl, Chilisoße, Ammoniak, Fotos und Ideen zum Ablenken.« (Karen)

Auch wenn es nach unserer Erfahrung für jeden Betroffenen hilfreich ist, einen Notfallkoffer zu packen, lassen sich dadurch natürlich nicht alle Krisen vermeiden. Häufig gelingt es allerdings mit den Hilfsmitteln, Krisen abzumildern. Wiederholen möchten wir nochmals, dass ein solcher Koffer wachsen muss. Das geht nur durch das Sammeln weiterer Erfahrungen. Jede erneute Krise, so schrecklich sie auch sein mag, ist eine erneute Chance, Neues auszuprobieren und sich selbst in Krisen besser kennen zu lernen.

Arbeitsplatztaugliche Skills

Zum Erfahrungswissen unseres »Support-Teams« gehörten schon bei der ersten Auflage Aspekte aus Therapien wie dem Skills-Training (= Fertigkeitentraining) aus der DBT. Die hier aufgeführten Ideen für den Notfallkoffer entstammen teilweise aus diesem Programm. So sind Igelbälle ein gutes Beispiel dafür, welche Möglichkeiten immer wieder angeboten und auch von vielen genutzt werden. Im Arbeitskontext kann jedoch ein Anwendungsproblem entstehen: Niemand wird einen Lehrling im Handwerk ernst nehmen, der seine bunten Igelbälle aus der Hosentasche zieht. Auch in anderen Arbeitsbereichen könnte dies im günstigen Fall für Erheiterung, sehr wahrscheinlich aber eher zu Befremden und Ablehnung durch das Umfeld führen. Wir erweitern darum die Anregungen am Ende des Kapitels um einige Ideen zur Bewältigung schwieriger Situationen bei einer Arbeit oder Beschäftigung wie dem Ehrenamt.

Anregungen

Welche Gegenstände oder Verhaltensweisen haben mir in akuten Krisensituationen schon geholfen? Was war in den letzten Krisen hilfreich? Was hat mir früher geholfen? (In Ruhe überlegen und notieren!)

Welche weiteren Ideen sind mir beim Lesen des Kapitels gekommen? Was würde ich gerne einmal ausprobieren?

Mit wem könnte ich über meinen Notfallkoffer sprechen? Wer hat eventuell noch gute Ideen?

Welche Situationen sind am Arbeitsplatz, in der Schule oder bei der Ausübung eines Ehrenamts für mich besonders schwierig? Welche Gegenstände und / oder Verhaltensweisen nutze ich in meiner Freizeit in ähnlichen Situationen? Was davon ist »arbeitsplatztauglich«, d.h. kann relativ unbemerkt vom Umfeld genutzt werden? Welche

Möglichkeiten nutzen meine Arbeitskollegen, um mit stressigen Situationen bei der Arbeit umzugehen?

Und zum Schluss dieses Kapitels ganz konkret: Welche Dinge werde ich mir in nächster Zeit für meinen privaten oder beruflichen Notfallkoffer besorgen? Am besten gleich anfangen!

Absprachen treffen

Jeder sollte ganz offen zu seinem Umfeld sein und über die Gefühle reden. Ich bin mir sicher, ich hätte mehr Hilfe bekommen, hätte ich mich von Anfang an mehr geöffnet. Aber diese Angst, dass mich niemand ernst nimmt, saß so tief, dass ich meist geschwiegen habe.

Regine

Ich habe eine Absprache mit dem Klinikum in meiner Stadt. Wenn ich spüre, dass ich in eine Krise gerate, darf ich kommen – ohne dass ich dort bleiben muss. Ein kurzes Gespräch erfolgt dann oder eine Medikamentengabe. Nach Selbstverletzungen darf ich wieder heim, sofern ich verspreche, mich zu melden, falls es schlimmer wird. Für mich ist diese Absprache eine große Stütze, weil sie mir etwas Selbstständigkeit erhält.

Karin

Absprachen mit mir selbst haben so gut wie nie funktioniert. Nach anfänglichen Euphorien ging das immer schnell den Bach runter und hat das Ziel haarscharf verfehlt. In puncto Absprachen brauche ich immer eine reale, von mir getrennte Instanz im Außen, eine andere Person.

Nuala

Absprachen mit sich oder anderen sind wichtige Möglichkeiten, um Einfluss auf sich oder seine Situation zu nehmen. Mit sich selbst kann man etwa vereinbaren, was man in Zukunft für sich tun möchte. Mit Angehörigen lässt sich vereinbaren, wie diese mit bestimmten Problemen oder Symptomen umgehen sollten. Und mit Fachleuten lassen sich »Verträge« für Krisensituationen machen, aber auch Vereinbarungen, wie die Behandlung im Krisenfall gestaltet sein soll. Absprachen sind also einerseits möglich, um Krisensituationen zu vermeiden, andererseits ermöglichen sie im Krisenfall einen möglichst hohen Grad an Selbstbestimmung.

Absprachen mit sich selbst

In fast allen Kliniken und häufig auch im ambulanten Bereich wird viel mit Absprachen und Vereinbarungen gearbeitet. Meist verpflichten sich die Betroffenen, bestimmte Verhaltensweisen für einen festgelegten Zeitraum zu unterlassen, sich also etwa während des Klinikaufenthaltes nicht selbst zu verletzten oder keine Suizidversuche zu unternehmen. Solche Absprachen können die Betroffenen auch mit sich selbst treffen, Absprachen sind also auch als Selbsthilfemöglichkeit nutzbar.

Einen Vertrag mit sich selbst einzugehen mag zunächst etwas seltsam anmuten, ist es aber nicht. Viele Borderline-Betroffene kennen solche Verträge, aber oft in einer eher destruktiven Weise. Beispielsweise verspricht sich eine essgestörte Borderline-Betroffene, in den nächsten Wochen nichts mehr zu essen. Die meisten Menschen sind fast immer ambivalent, tragen also zwei oder mehr »Seelen in ihrer Brust«. Während der eine Teil am liebsten sofort mit dem Rauchen aufhören möchte, findet der andere Teil, Rauchen sei eine coole Sache.

Während die eine Seite leben möchte, will die andere nicht mehr auf dieser Welt sein.

Eine Absprache mit sich selbst ist immer eine Vereinbarung mit der stabilen und lebensbejahenden Seite in uns. Es gilt, diese Seite zu stärken und damit die Wahrscheinlichkeit für positive Entscheidungen und Handlungen zu erhöhen.

Man kann sehr Verschiedenes mit sich selbst vereinbaren. Unterscheiden lassen sich Ja-Vereinbarungen und Nein-Vereinbarungen:

- Ja-Vereinbarungen sind positive Absprachen darüber, was man in Zukunft häufiger tun möchte, beispielsweise unter Menschen gehen, wenn man sich stark zurückgezogen hat, regelmäßig einem Sport nachgehen, tägliche Körperpflege betreiben, sich gesund ernähren usw.
- Nein-Vereinbarungen sind Vorsätze, in der Zukunft etwas zu unterlassen, also beispielsweise keinen Suizidversuch zu unternehmen, sich nicht mehr selbst zu verletzen, bei Wut andere nicht mehr zu schlagen, weniger Alkohol zu trinken, keine Drogen mehr zu konsumieren, die Zeit, die man mit Menschen verbringt, die einem nicht gut tun, zu reduzieren usw.

Um diese gesunde Seite zu unterstützen, ist es sinnvoll, sich eines kleinen Tricks zu bedienen, nämlich die Vereinbarung mit sich selbst aufzuschreiben. Für die meisten von uns zählt das geschriebene Wort mehr als das gesprochene. »Was man schwarz auf weiß besitzt, kann man getrost nach Hause tragen«, sagt ein altes Sprichwort. Wenn wir also etwas schriftlich festlegen, hat das mehr Gewicht, als wenn es nur ausgesprochen ist. Das gesprochene Wort wiederum hat mehr Gewicht als das nur gedachte. Wer also eine Absprache mit sich selbst trifft, sollte sie schriftlich festlegen. Das ist keine Garantie, dass man sich dann wirklich danach richtet, aber es wird wahrscheinlicher.

Außerdem haben die meisten Menschen ein Ehrgefühl: Was wir versprechen, wollen wir auch halten. Wir wollen zuverlässig und vertrauenswürdig sein. Auch aus diesem Grund tun wir etwas eher, wenn wir es vorher versprochen oder angekündigt haben.

In unserer Gesellschaft werden bei Versprechen häufig Rituale eingesetzt: Das Ja-Wort in der Kirche, die Vereidigung der Parlamentarier im Bundestag, der Schwur auf die Bibel im Gerichtssaal. Solche Rituale erhöhen ebenfalls die Wahrscheinlichkeit, dass sich Menschen an gegebene Versprechen halten. Daher kann es durchaus sinnvoll sein, eine Absprache mit sich selbst mit einem Ritual zu verbinden. Eine Betroffene erzählt, dass sie eine Kerze angezündet und schöne Musik aufgelegt habe und sich die getroffene Vereinbarung laut vorgelesen habe. Ein Betroffener berichtet, dass er die Vereinbarung mit sich geschlossen habe und anschließend mit Freunden essen gegangen sei, um für sich den Beginn einer Veränderung »zu feiern«. Dazu sei es nicht nötig gewesen, den anderen von der Vereinbarung zu erzählen, aber es sei schön gewesen, gemeinsam etwas zu tun und dabei sozusagen »still für sich« in einer vertrauten Atmosphäre die Situation zu feiern. Der Fantasie sind hier also keine Grenzen gesetzt.

Außerdem kann man ein Versprechen nicht nur sich selbst geben, sondern auch anderen. Dabei muss es sich nicht um reale Personen handeln. Man kann es auch seinem »inneren Kind«, seinem Lieblingsbaum oder Lieblingsort geben. Wichtig bei allen Absprachen mit sich selbst ist, dass sie auch erfüllbar sind. »Ich werde mich nie wieder selbst verletzen«, ist sicher nicht realistisch, wenn man sich in der letzten Zeit wöchentlich verletzt hat. Vielleicht ist es für diese Person jedoch realistisch zu schreiben: »Bevor ich mich selbst verletze, werde ich Folgendes ausprobieren: ... Wenn mein Druck zu stark ist, nehme ich Kontakt zu folgender Person auf: ...«

Absprachen mit sich selbst trifft man wirklich nur mit sich selbst und nicht mit anderen Personen. So kann man dann auch nur selbst beurteilen, ob die Vereinbarung eingehalten wurde. Bei einer Absprache mit sich selbst ist man sein eigener Vertragspartner.

In manchen Situationen ist es einfacher, eine Absprache mit sich selbst sozusagen »vor Zeugen« zu treffen und jemanden zu haben, der einen auch mal daran erinnern, kann, dass man eine Absprache mit sich selbst getroffen hat. Dabei geht es nicht darum, einen »Aufpasser« zu engagieren, sondern Betroffene sollen durch einen »Beobachter« unterstützt werden. Aufgabe der Beobachter ist es lediglich, an die Absprache zu erinnern, nicht aber das Verhalten des Betroffenen oder eine Nichteinhaltung der Absprache zu bewerten. So hat sich Thomas versprochen, nicht mehr als vierzig Stunden pro Woche zu arbeiten, auch wenn er zusätzliche interessante Aufträge bekommt. Dadurch möchte er sich vor schweren Depressionen schützen, in die er nach stressigen Arbeitsphasen immer wieder gerät. Seine Freundin und seine Selbsthilfegruppe hat er gebeten, ihn an diese Vereinbarung zu erinnern, falls er wieder versucht ist, »rückfällig« zu werden.

Absprachen mit Partnern und anderen Angehörigen

Vor allem Freunde und Bekannte von Menschen mit Borderline-Störung wissen oft nicht, wie sie sich in Krisenzeiten verhalten sollen. Sie sind nicht selten verunsichert und ziehen sich zurück oder verhalten sich auf eine Art, wie sie vom Betroffenen als wenig hilfreich erlebt wird. Nur wer weiß, wie der betroffene Freund oder die Freundin in der Krise behandelt werden möchte, kann sich entsprechend verhalten. Daher sind Absprachen wichtig!

Absprachen können sich auf den Umgang in akuten Krisen beziehen, beispielsweise wie sich Angehörige bei intensiven Suizidgedanken verhalten sollen. Sie können aber auch den Umgang mit bestimmten Borderline-Verhaltensweisen betreffen. Was soll etwa ein Partner tun, wenn die Betroffene nur noch Angst hat oder sich immer wieder für lange Phasen zurückzieht oder von ihren intensiven Wutgefühlen berichtet, die sie kaum noch im Griff hat? Dabei gilt zu beachten, dass Absprachen immer Kompromisse sind. Betroffene sollten zunächst überlegen, welches Verhalten sie hilfreich fänden, um danach mit dem Menschen ihres Vertrauens darüber zu sprechen und diese zu fragen, was sie leisten können und ob sie eventuell ein anderes Verhalten sinnvoller fänden.

Es sollten keine Absprachen getroffen werden, die die Symptome oder Krisen des Betroffenen »unter der Hand« noch verstärken. Dies kann geschehen, wenn der Betroffene die Reaktion der Umgebung auf ein Symptom als ausgesprochen positiv erlebt, wenn jemand etwa nur durch das Zeigen eines Symptoms Aufmerksamkeit oder Nähe erfährt. Wer diese Neigung bei sich kennt (zum Beispiel: »Wenn ich möchte, dass mein Partner ganz für mich da ist, muss ich mich in einen Zustand bringen, in dem ich zur Selbstverletzung neige.«) sollte dies mit seinen Freunden besprechen. Manchmal sind sogar Absprachen sinnvoll, bei denen kein positives Verhalten vereinbart wird, zum Beispiel: »Wenn ich zu selbstverletzendem Verhalten neige, möchte ich nicht, dass mein Partner verständnisvoll reagiert, sondern mir sagt: ›Du hast dir vorgenommen, dann in ein Kissen zu schlagen. Also tue das jetzt auch. Danach können wir gemeinsam etwas unternehmen.‹«

Erinnerungsbrief

Etwas ausführlicher möchten wir eine besondere Form der Absprache mit sich selbst vorstellen, bei der ebenfalls eine weitere Person beteiligt ist; wir nennen diese Form den »Erinnerungsbrief«. Diese Form der Absprache ist sehr hilfreich für jene, die in extremen Gefühlszuständen schnell den Kontakt zu den Menschen ihrer Umgebung abbrechen, sei es, weil sie enttäuscht oder gekränkt sind, sei es, weil der andere plötzlich als »der blödeste Mensch auf der Welt« erscheint, mit dem man einfach nichts mehr zu tun haben will. Die Menschen der Umgebung sind dann häufig vor den Kopf gestoßen und wissen nicht, wie sie wieder Kontakt aufnehmen könnten.

Viele Betroffene kennen diesen Verhaltenszug an sich. Sie wissen, wie schwer sie in solchen Situationen zu erreichen sind, weil sie dann völlig davon überzeugt sind, dass der andere oder sie selbst nun wirklich »der letzte Dreck« sind. Einige haben jedoch die Erfahrung gemacht, dass sie durch einen Erinnerungsbrief doch noch erreicht werden können. Für Betroffene kann es hilfreich sein, in stabilen Zeiten einen Brief an sich selbst zu schreiben und diesen dem Partner oder Freund zu geben und ihn zu bitten, den Brief im Fall eines Kontaktabbruches an den Betroffenen zu schicken. Björn hat beispielsweise einen Brief an sich selbst geschrieben, den er seiner Freundin Sylvia schon frankiert gegeben hat. »Schick ihn mir, wenn ich mich nach einem Streit wieder mal über mehrere Tage nicht melde und dich am Telefon wieder nur beschimpfe«, hat er sie gebeten. Geschrieben hat er Folgendes:

BEISPIEL Lieber Björn, eigentlich kommst du mit Sylvia sehr gut zurecht und möchtest gerne mit ihr befreundet bleiben. Jetzt fühlst du dich aber gerade wohl so von ihr verletzt, dass du denkst, du willst nicht mehr mit ihr zusammen sein. Diese Enttäuschung und Wut sind aber schon häufiger wieder vergangen, auch wenn du es dir in der Situation nicht vorstellen konntest. Erinnere dich daran, was du mit Sylvia abgemacht hast: dass du versuchst, dich wieder bei ihr zu melden. Wenn dir das nicht gelingt, hast du dir vorgenommen, mit deinem Therapeuten darüber zu sprechen. Sylvia schickt dir jetzt diesen Brief und sie zeigt damit, dass sie den Kontakt zu dir wieder aufnehmen möchte.

Ein solcher Brief ist ein persönliches Schreiben des Betroffenen an sich selbst. Ob und wie viele Freunde oder Angehörige den genauen Inhalt des Briefes kennen sollen, bleibt der Entscheidung des Einzelnen überlassen. Einem Freund diesen Brief als »Brücke in die Zukunft« zu schreiben setzt viel Vertrauen in den anderen voraus. Ein derartiger Vertrauensbeweis ist keine Selbstverständlichkeit und ist vor allem ein Zeichen der Wertschätzung der Beziehung, für deren Erhalt die Betroffenen zu kämpfen bereit sind. Ein Brief an sich selbst kann auch ein Hilfsmittel in einem Notfallkoffer sein. Er kann dann etwa daran erinnern, was man sich für eine Krisensituation vorgenommen hat.

Absprachen mit Therapeuten und Kliniken

Ganz allgemein sind zwei Formen der Absprachen mit Therapeuten und Kliniken möglich. Zum einen gibt es die schon angesprochenen Verträge, in denen sich die Betroffenen beispielsweise verpflichten, auf bestimmte Verhaltensweisen wie Suizidversuche oder Selbstverletzungen zu verzichten. Zum anderen gibt es Absprachen darüber, was Fachleute im Fall einer Krise tun sollten. Bisher noch sehr wenig genutzt wird die Möglichkeit einer Absprache mit einer Klinik oder einer Station (dazu unten mehr).

Es ist also möglich, dass sich sowohl Betroffene als auch Fachleute zu einem bestimmten Verhalten verpflichten, das den Umgang mit der Erkrankung für beide Seiten erleichtert. Betroffene erleben es als sehr positiv, wenn sie mit ambulanten oder stationären Therapeuten Vereinbarungen darüber treffen können, was im Krisenfall geschehen soll. Durch solche Absprachen lassen sich das Gefühl des Ausgeliefertseins und so genannte sekundäre Traumatisierungen bei der Behandlung reduzieren. Im Rahmen einer ambulanten Psychotherapie oder einer ambulant-psychiatrischen Behandlung ist es relativ einfach, Vereinbarungen für Krisenzeiten zu treffen. So lässt sich etwa festlegen, was versucht werden soll, um eine stationäre Behandlung zu vermeiden, oder wann eine stationäre Behandlung eingeleitet werden soll und wer den Betroffenen in die Klinik bringen soll. Im stationär-psychiatrischen Rahmen können solche Absprachen viel schwieriger sein, obwohl gerade dort Absprachen dringend notwendig wären. So lässt sich besprechen, wie welche Zwangsmaßnahmen vom Betroffenen erlebt werden, welche unbedingt vermieden werden sollen, wie dies eventuell möglich wäre, welche Medikamente der Betroffene auf keinen Fall nehmen will usw.

Am Ende der Behandlung hat man manchmal noch zu wenig Abstand, um über eine mögliche zukünftige Aufnahme nachdenken zu können. Nach der stationären Behandlung fällt es vielen Betroffenen erst einmal schwer, die Klinik wieder aufzusuchen, um die eigenen Erwartungen dort zu besprechen. In solchen Fällen kann es hilfreich sein, eine vertraute Person zu bitten, den Betroffenen zu begleiten. Häufig scheitern mündliche Absprachen mit stationären psychiatrischen Einrichtungen am ständigen Mitarbeiterwechsel. Daher sollte man sich sehr genau überlegen, mit wem sich eventuell solche Vereinbarungen treffen lassen. Mitarbeiter, die voraussichtlich nicht so bald wechseln werden und eine hohe Entscheidungskompetenz haben, sind für solche Absprachen gute Ansprechpartner. Voraussetzung ist allerdings, dass der Betroffene ein Vertrauensverhältnis zu ihnen hat. Da mündliche Absprachen aus verschiedenen Gründen problematisch sind, gibt es seit einigen Jahren verschiedene Möglichkeiten der schriftlichen Absprache, die wir im Folgenden einzeln vorstellen möchten.

Behandlungsvereinbarungen

In der psychiatrischen Versorgung wird inzwischen an einigen Kliniken die so genannte Behandlungsvereinbarung verwendet. Es handelt sich dabei um eine Absprache zwischen einem Betroffenen und einer psychiatrischen Klinik, die beinhaltet, wie die Behandlung im Fall einer Krise gestaltet sein soll.

Unsere Umfrage vor Erscheinen dieses Buches hatte damals gezeigt, dass Menschen mit Borderline-Diagnose kaum Erfahrungen mit der Behandlungsvereinbarung haben. Dies hat sich bis heute kaum geändert. Das mag daran liegen, dass die Behandlungsvereinbarung immer noch nur in bestimmten Kliniken angeboten wird. Zudem ist sie, wie viele andere »Instrumente«, in erster Linie für Menschen mit Psychoseerfahrung entwickelt worden und lässt sich nicht problemlos auf Borderline-Betroffene übertragen. Vielleicht wird sie ihnen auch aus diesem Grund selten angeboten. Wir fänden es deshalb sinnvoll, wenn Fachleute, Betroffene und Angehörige »borderlinespezifische« Behandlungsvereinbarungen für die Behandlung in psychiatrischen Kliniken entwickeln und einsetzen würden. Dies wäre eine Aufgabe für die Arbeit des »Borderline-Trialogs« (siehe Seite 147).

Oft sind die »klassischen« Behandlungsvereinbarungen für Borderline-Betroffene kein wirkungsvolles und nutzbares Instrument der

Selbstbestimmung in akuten Krisen. Es ist aber sicher möglich, mit psychiatrischen Kliniken schriftliche Absprachen zu treffen, die sich an Elemente aus den »klassischen« Behandlungsvereinbarungen anlehnen. Es kann beispielsweise festgelegt werden, welche Medikamente sich als wirksam erwiesen haben und welche eher schaden, welche Alternativen es zu Gewalt- und Zwangsmaßnahmen gibt, die auch in Hochstresssituationen wirksam sind, welche Maßnahmen gegen den Willen vom Betroffenen weniger belastend erlebt werden und welche Angebote dem Betroffenen gemacht werden sollten, weil sie sich in der Vergangenheit als hilfreich erwiesen haben, z. B. ein warmes Bad nehmen, einen Spaziergang in Begleitung machen usw.

Die Liste möglicher Vereinbarungen kann sehr lang sein und ist individuell sehr unterschiedlich. Betroffene, die gerne eine solche Absprache treffen möchten, sollten sich an die Klinik wenden, in der sie im Krisenfall vermutlich (wieder) behandelt werden, und die Möglichkeit individueller Absprachen abklären.

Krisenpass

Eine andere Form der schriftlichen Willensbekundung ist der Krisenpass, der auf Ausweisgröße zusammengefaltet in jede Brieftasche passt und der die Behandler im Krisenfall über die Wünsche des Betroffenen informiert. Hier kann beispielsweise festgelegt werden, mit welchen Medikamenten jemand nicht behandelt werden möchte, welche Vertrauensperson benachrichtigt werden soll oder dass Schnittverletzungen nicht automatisch die Brisanz eines Suizids haben müssen. Eine Betroffene berichtet: »Als ich das letzte Mal wegen Schnittverletzungen in der Notaufnahme war, habe ich meinen Krisenpass gezeigt und gemerkt, dass alles viel einfacher war. Der Arzt hat gesehen, dass meine Therapeutin den Pass unterschrieben hat, und ich musste keine langen Erklärungen über meine Erkrankung liefern und irgendwie versuchen zu beweisen, dass ich bereits in Therapie bin. Als ich noch keinen Krisenpass hatte, wäre ich einmal fast zwangseingewiesen worden, weil die ganze Situation emotional viel zu sehr aufgeladen war und ich den Ärzten nur ganz schwer erklären konnte, was mit mir los war.«

Auch wenn der Krisenpass rechtlich nicht bindend ist, kann er durch die offizielle Unterschrift und den Stempel des Therapeuten oder behandelnden Arztes in manchen Fällen eine schwierige Situation erleichtern. Ein Krisenpass bedeutet auch, dass ein Betroffener selbstverantwortlich handelt und bereit ist mit Fachleuten gemeinsam seine Probleme zu lösen.

Auch der Krisenpass wurde ursprünglich für Menschen mit psychotischen Krisen entwickelt. Wir haben ihn gemeinsam mit einem Psychotherapeuten und mit Betroffenen überarbeitet. Dennoch waren wir uns zwischendurch unsicher, ob die Idee ohne weiteres übertragbar ist und ob dieser Pass auch eine Unterstützung für Menschen mit Borderline sein kann. Unsere Umfrage zum Krisenpass hat ergeben, dass die Hälfte der von uns Befragten einen Krisenpass nutzen würde. Es gab aber genauso Betroffene, die einen Krisenpass für sich ablehnten. Der Krisenpass ist von uns ausschließlich als Vermittlungsinstrument zwischen Betroffenen und Fachleuten gedacht und sollte nicht wie ein Notfallausweis – wie ihn beispielsweise Diabetiker für den Fall der Bewusstlosigkeit bei sich tragen – verstanden werden. Borderline-Betroffene sind in Notfallsituationen in aller Regel ansprechbar, ihre Aussagen werden aber in emotional aufgeladenen Situationen von Fachleuten oft nicht ernst genommen oder nicht für wahr gehalten. Ein Krisenpass kann die Kommunikation in Notfallsituationen erleichtern, soll sie aber auf keinen Fall ersetzen. Wir haben uns letztlich entschieden, den Krisenpass als mögliches Angebot in dieses Buch aufzunehmen. Er kann auf https://www.balance-verlag.de/de/buecher/detail/book-detail/borderline-das-selbsthilfebuch.html heruntergeladen und für den persönlichen Gebrauch ausgefüllt werden.

Patientenverfügung – Vorsorgevollmacht – Betreuungsverfügung

Neben Krisenpass und Behandlungsvereinbarung gibt es noch drei weitere Vorsorgeinstrumente, die auch für Borderline-Betroffene sinnvoll sein können.

In einer so genannten *Patientenverfügung* (ähnliche Dokumente heißen auch *Psychiatrisches Testament* oder *Münchener Patientenverfügung*) legt der Betroffene fest, wie er im Krisenfall behandelt werden möchte. Es handelt sich also nicht um eine Absprache mit einer Einrichtung, sondern um eine einseitige Willensbekundung. Bestimmt werden kann beispielsweise, welche Medikamente nicht eingesetzt werden dürfen oder welche Zwangsmaßnahmen tabu sind.

Mit einer so genannten *Vorsorgevollmacht* kann man einem Menschen des Vertrauens bestimmte Entscheidungskompetenzen für den Krisenfall einräumen. So lässt sich eine ansonsten vielleicht gegen den eigenen Willen veranlasste Betreuung vermeiden.

Eine weitere Willensbekundung ist die so genannte *Betreuungsverfügung*. Sie legt fest, wer im Fall einer Betreuung diese übernehmen soll. So lässt sich zumindest vermeiden, dass jemand über die eigene Person entscheiden darf, den man gar nicht als Betreuer haben möchte. Über all diese Vorsorgemöglichkeiten können die lokalen Selbsthilfegruppen und Organisationen sowie der Bundesverband der Psychiatrie-Erfahrenen (BPE e. V.) informieren. Anfragen können auch an die Borderline Kontakt- und Informationsstelle gestellt werden (Adressen im Anhang).

Anregungen

Welche sinnvollen Absprachen könnte ich mit mir selbst treffen (zum Beispiel Erinnerungsbrief, Selbstverpflichtung für positive Aktivitäten, andere Ja- oder Nein-Verträge)?

Welche Absprachen möchte ich mit Therapeuten / Kliniken treffen? (Dies ist vor allem empfehlenswert bei schlechten Erfahrungen mit der bisherigen Behandlung, etwa mit Medikamenten oder Gewalt / Zwang.)

Welche Absprachen möchte ich mit Freunden / Angehörigen treffen? Mögliche Fragen können sein: Wie sollen sich meine Freunde, Partner usw. verhalten, wenn folgendes Syitt: ... (Selbstverletzungen, starke Wutgefühle etc.). Welches Verhalten tut mir überhaupt nicht gut?

Gibt es eine konkrete Absprache, die ich in den nächsten Tagen gerne treffen würde?

Mit den Folgen der Erkrankung besser zurechtkommen

Lange Jahre habe ich meine Narben und Verletzungen unter dicken Wollpullovern versteckt, egal wie kalt oder warm es draußen war. Mittlerweile aber habe ich den Mut und das Selbstbewusstsein, kurzärmelig nach draußen zu gehen oder sogar ins Schwimmbad.
Fairies

In meinem Lebenslauf klaffen riesige Zeiten, die mit Krankschreibungen etc. gefüllt sind ... Wenn ich danach gefragt werde, was soll ich antworten?
Felicity

Durch die häufigen Klinikaufenthalte sowie durch Symptome der Krankheit hat man Dinge nicht leben können, wie sie Gleichaltrige erfahren haben, zum Beispiel sexuelle Beziehungen, die eigenen vier Wände, das Studium, das eigene Kind. Mein tatsächliches Alter entspricht heute nicht meinem Entwicklungsstand. Ich blicke oft auf Gleichaltrige mit dem Gefühl, nur ein Zuschauer des Lebens bzw. »zurück« zu sein!
Thekla

Auch wenn die akute Phase der Erkrankung vielleicht schon Jahre zurückliegt und das Leben inzwischen wieder einigermaßen »im Lot« ist, gibt es trotzdem sichtbare und unsichtbare Spuren, die die Betroffenen unter Umständen ihr ganzes Leben lang begleiten. Viele dieser Folgen lassen sich nicht rückgängig machen, dennoch ist es möglich, im Laufe der Zeit einen positiven Umgang mit diesen »Lebensspuren« zu finden. Es gibt viele solcher »Zeichen« der Borderline-Störung, wir haben uns deshalb entschieden, hier beispielhaft einige besonders häufig vorkommende zu beschreiben. Ausführlich werden wir auf die Narben, die nach Selbstverletzungen bleiben, eingehen und auf die Lücken im Lebenslauf, die es schwer machen können, später wieder einen Job zu finden.

Narben

Viele Betroffene haben sich während der akuten Phase ihrer Erkrankung selbst verletzt. Was damals ein sinnvoller Überlebensmechanismus war, kann nun zum Hindernis im Alltag werden: Vernarbte Hautverletzungen an Armen, im Gesicht oder an anderen sichtbaren Stellen können dazu führen, dass Borderline-Betroffene häufig mit Blicken und Fragen ihres Umfeldes nach dem Grund für diese Narben konfrontiert werden. Sie fürchten nicht nur indiskrete Fragen, sondern erleben oft die neugierigen Blicke als besonders unangenehm, wie es eine Betroffene beschreibt: »Die meisten gucken nur komisch – ich merke das sehr wohl, auch wenn sie in der Regel krampfhaft bemüht sind, es so unauffällig wie möglich zu machen –, ihr Starren sagt alles, sie können es nicht unterdrücken.« Häufig schämen sich Personen mit Borderline unendlich für diese Narben, verdecken sie im Alltag, so gut es möglich ist, und vermeiden auch bestimmte Aktivitäten, etwa den Besuch einer Sauna oder eines Schwimmbades. Viele verstecken die Narben vor allem vor Menschen, mit denen sie am Arbeitsplatz oder in der Schule zu tun haben. Ein gelassenerer Umgang damit gelingt ihnen nur bei Menschen, die ihnen sehr nahe stehen oder aber in einer anonymen Umgebung, beispielsweise am Urlaubsort. Auch in therapeutischen Einrichtungen haben Betroffene meist nicht das Gefühl, ihre Narben verstecken zu müssen.

Viele Borderline-Betroffene suchen Wege, die Narben »ungeschehen« zu machen. Im Bereich der plastischen Chirurgie gibt es die Möglichkeiten einer Laserbehandlung, der Hautverpflanzung oder des Abschleifens der Narben. Diese Verfahren werden nicht von den Krankenkassen bezahlt, sondern müssen selbst finanziert werden. Einige Chirurgen fordern vor einem derartigen Eingriff einen Nachweis über eine längere selbstverletzungsfreie Zeit. Diese Zusicherung abgeben zu müssen kann Betroffene dermaßen unter Druck setzen, dass es gerade dann zu einem Rückfall in selbstverletzendes Verhalten kommen kann. Ebenso wenig wie operative Verfahren werden von den Krankenkassen Behandlungen mit Narbenreduktionspflastern oder Salben übernommen. Sie sind jedoch deutlich günstiger als Operationen und daher unter Umständen eher selbst zu bezahlen.

Eine Betroffene berichtet, ihre Ärztin habe ihr vorgeschlagen, das hellere Narbengewebe in einem hautfarbenen Ton tätowieren zu lassen. Diese Idee ist sicher kreativ und so selten wie bei der Entstehung dieses Buches sind Tätowierungen auch bei Menschen mit der Diagnose Borderline nicht mehr, aber es ist auch zu bedenken, dass Tätowierungen im weitesten Sinne als eine Form selbstschädigenden Verhaltens gesehen werden können, daher sollte eine solche Entscheidung gut überlegt sein. Generell ist es sinnvoll, sich an einen Hautarzt überweisen zu lassen, um dort zu klären, welche Möglichkeiten im Einzelfall am erfolgversprechendsten sind.

Einige Betroffene nutzen wasser- und abriebfestes Make-up, um die Narben zu verdecken. Narben an Handgelenken lassen sich in manchen Fällen durch Armbänder oder breitere Armbanduhren verdecken.

Medizinische und kosmetische Behandlungen sind Möglichkeiten, mit den Spuren der Selbstverletzung umzugehen, für viele Betroffene geht es aber vor allem um die Akzeptanz der Narben. Fairies hat sich entschieden, ihre Narben nicht mehr zu verstecken, und antwortet ironisch auf Fragen aus ihrer Umgebung: »›Waren das Katzen?‹ ist wohl die am häufigsten gestellte Frage – meine Antwort mittlerweile: ›Ich habe einen Tiger zu Hause‹. – Aber diese Fragen tun immer noch weh und man hat ständig das Gefühl, man müsse sich rechtfertigen.«

Die Narben sind für alle Borderline-Betroffenen Teil sehr persönlicher Erfahrungen mit sich selbst, jeder muss nach dem eigenen Gefühl entscheiden, wie offen der Umgang mit den sichtbaren Spuren der Vergangenheit sein soll. Bei vielen Borderline-Betroffenen findet im Laufe der Zeit eine Entwicklung hin zu mehr Offenheit und einem natürlichen Umgang mit den Narben statt. Viele verstecken die Narben dann nicht mehr, aber thematisieren sie auch nicht übermäßig. Eine Betroffene beschreibt es für sich so: »Die Narben gehören zu mir und meiner Geschichte, ich habe sie nun mal. Ich will mich nicht immer verstecken müssen. Seit ich mir sicher bin, dass ich die Narben nicht zeige, um Aufmerksamkeit zu bekommen, finde ich es sehr wichtig, sie normal zu zeigen. Mittlerweile kann ich fast überall im T-Shirt kommen und für viele ist das schon ein normaler Anblick. Der einzige Ort, an dem ich mich nicht oute, ist bei der Arbeit.«

Lücken im Lebenslauf

Viele Borderline-Betroffene haben das Problem, keinen schnurgeraden Lebenslauf vorlegen zu können. Oft haben sie immer wieder Ausbildungen abgebrochen oder Arbeitsstellen gewechselt. In akuten Phasen der Erkrankung geht es oft nur ums Überleben, der Gedanke an Ausbildung und Arbeit ist dann weit entfernt. Wenn das Thema Arbeitssuche aber wieder ansteht, müssen Borderline-Betroffene sich neben allem anderen plötzlich auch überlegen, wie sie die Lücken im Lebenslauf erklären.

Offensiver Umgang mit Lücken im Lebenslauf

Wer offensiv mit den Lücken im Lebenslauf umgehen will, sollte sich etwa vor einem Vorstellungsgespräch genau überlegen, was er wie sagen will. Es kann sinnvoll sein, die Diagnose Borderline erst mal gar nicht zu erwähnen, weil sich ein Arbeitgeber darunter möglicherweise überhaupt nichts vorstellen kann oder aber die wildesten Bilder heraufbeschwört. Oft ist es besser, die Borderline-Erkrankung zu umschreiben, damit die psychischen Schwierigkeiten für den Gesprächspartner nachvollziehbar werden. Es macht natürlich einen Unterschied, ob man direkt von einem »mehrmonatigen Aufenthalt auf der geschlossenen Station einer psychiatrischen Klinik« spricht oder von »psychotherapeutischer Behandlung«. Auf keinen Fall sollte man im Vorstellungsgespräch Begriffe aus der »Insidersprache« verwenden. Untereinander reden Betroffene oft von »Klapse« oder »Schnippeln«, das ist nicht wertend gemeint und die meisten Betroffenen können mit diesen Begriffen etwas anfangen. Wer jedoch im Vorstellungsgespräch sagt: »Dann war ich ein halbes Jahr in der Klapse auf der Geschlossenen, weil ich immer so viel geschnippelt habe«, wird mit Sicherheit Unverständnis ernten und den Zuhörer abschrecken. Viele Menschen wissen nicht, wie es in einer psychiatrischen Klinik wirklich aussieht, sie kennen nur die Berichterstattungen aus Zeitung und Fernsehen, die psychiatrische Einrichtungen immer dann zum Thema machen, wenn es wieder einmal um Sexualstraftäter oder Amokläufer geht.

Betroffene sollten sich überlegen, wie viel Krankheitsgeschichte wirklich »auf den Tisch« muss. Was ist im Einstellungsgespräch vorrangig wichtig? Beispielsweise ist die Einnahme von Medikamenten, die die Reaktionsfähigkeit beeinträchtigen, sicher wichtig zu erwähnen, wenn man an Maschinen arbeitet. In anderen Bereichen machen sich die Beeinträchtigungen durch Nebenwirkungen vielleicht gar nicht bemerkbar und es ist nicht von Bedeutung, diesen Punkt im Vorstellungsgespräch anzusprechen. Bei der Auswahl der Informationen, die man geben will, ist es also wichtig, den Zusammenhang zu sehen und zu prüfen, was der Arbeitgeber wirklich wissen muss und wie man das, was er wissen muss, am besten mitteilen kann. Es ist völlig legitim, sich so positiv wie möglich darzustellen!

Viele Betroffenen haben einen Schwerbehindertenausweis. Auch wenn viele Betriebe immer noch eher bereit sind, ein Ausgleichsgeld wegen Nichtbeschäftigung Behinderter zu zahlen, gibt es Einrichtungen, die schon aus Imagegründen an der Beschäftigung Schwerbehinderter interessiert sind. Wenn die Behinderung nicht dem Arbeitsauftrag entgegensteht, wie es der Gesetzgeber formuliert, werden Schwerbehinderte daher von vielen Arbeitgebern gerne eingestellt.

Ein Schwerbehindertenausweis ist im Falle einer psychischen Erkrankung nicht zwingend notwendig, um eine Beratung durch die Integrationsfachdienste (IFD) in Anspruch zu nehmen. Eine Kontaktaufnahme zum IFD ist auch ohne Ausweis möglich. Im Verlauf der

Beratung kann dann abgewogen werden, ob die Beantragung eines Schwerbehindertenausweises für die individuelle Situation sinnvoll ist und ob eine weitere Begleitung durch den IFD hilfreich sein kann. Im Falle einer Kündigung sollte der Arbeitgeber von der Schwerbehinderung immer in Kenntnis gesetzt werden. Auch in diesem Fall kann der IFD eventuell unterstützend tätig werden.

Der Erfahrung nach profitieren diejenigen am meisten von einem Schwerbehindertenausweis, die einer Arbeitstätigkeit nachgehen. Bei Arbeitslosigkeit und Jobsuche stellt sich für viele Betroffene hingegen die Frage, ob es sinnvoll ist, einen Schwerbehindertenausweis zu beantragen, und falls dieser bereits vorliegt, ob dieser bei der Bewerbung angegeben werden sollte. Wichtig: Im Besitz eines Schwerbehindertenausweises zu sein bedeutet nicht, diese Schwerbehinderung auch angeben zu müssen. Auch wer im Vorstellungsgespräch explizit danach gefragt wird, muss die Schwerbehinderung nicht angeben, sofern keine Gefahren am Arbeitsplatz vom Verschweigen der Behinderung ausgehen. Falls der Arbeitgeber nicht von der Schwerbehinderung weiß, ist es aber auch nicht möglich, damit verbundene Vorteile, z. B. den gesetzlichen Anspruch auf Zusatzurlaub, in Anspruch zu nehmen. In den meisten Fällen hat es sich als sinnvoll herausgestellt, von Anfang an mit offenen Karten zu spielen. Arbeitgeber können unter Umständen finanzielle Hilfen für die Beschäftigung eines schwerbehinderten Menschen bekommen, insofern kann ein Schwerbehindertenausweis auch Türen öffnen.

Ansprechpartner bei Fragen zu Arbeit und Schwerbehinderung sind die Integrationsfachdienste. Dort bekommt man in aller Regel auch die Unterlagen für einen Antrag auf Schwerbehinderung, der beim Versorgungsamt gestellt werden muss. Der Antrag auf Schwerbehinderung kann auch aus dem Internet heruntergeladen werden.

Verstecken der Lücken im Lebenslauf

Viele Borderline-Betroffene haben nach und teilweise auch während der Erkrankung gute berufliche Qualifikationen erwerben können und stehen nicht mehr »mit leeren Händen« da. Trotzdem ist ein offener Umgang mit der Vergangenheit nicht immer möglich. Manchmal ist geradezu davon abzuraten, weil der Konkurrenzkampf auf dem Arbeitsmarkt groß ist. Eine Betroffene erzählt, sie habe von einer Kollegin, die sie nach Jahren gemeinsamer Zusammenarbeit ins Vertrauen gezogen hatte, erfahren, dass sie niemals diese Stelle bekommen hätte, wenn irgendjemand von ihrer Vergangenheit gewusst hätte. Es kann also sinnvoll sein, die Erkrankung zu verschweigen, schon um den Teufelskreis der immer größer werdenden Lücken zu durchbrechen.

Eine andere Betroffene hat mehrfach Ausbildungen abgebrochen und begründet diese Wechsel heute damit, dass sie einfach jedes Mal noch nicht den richtigen Beruf gefunden habe. Mit einer gewissen Unentschlossenheit begründete Lücken finden sich auch im Lebenslauf vieler gesunder Menschen. Auch wenn Unentschlossenheit in beruflichen Kontexten sicher nicht als Vorteil ausgelegt wird, wird sie von Arbeitgebern vermutlich eher selten als Hinweis auf eine Krankheit gewertet. Unter Umständen ist es auch möglich, einen Auslandsaufenthalt zu erfinden. Am besten in einem Land, dessen Sprache man gut spricht. Eine weitere Möglichkeit, Lücken im Lebenslauf »zu tarnen«, ist die Angabe eines pflegebedürftigen Angehörigen. Dass man nicht so ganz direkt in die Pflege des Erbonkels einbezogen war, muss man dem Arbeitgeber ja nicht unbedingt mitteilen.

Einen großen Unterschied macht es, ob die Lücken eben erst entstanden sind oder lange zurückliegen, denn dann wird wahrscheinlich nicht so genau hingeschaut. Angaben in Jahreszahlen wie »1992 – 1995

Ausbildung zur Bürokauffrau« oder »1995–1998 Anstellung bei Firma X«, lassen einen achtmonatigen Klinikaufenthalt durchaus »verschwinden«. Auch in einem Studium fallen Krankheitssemester nicht auf und der Arbeitgeber wundert sich allenfalls über die längere Studiendauer.

Das Verstecken der Lücken im Lebenslauf sollte aber auf jeden Fall gut durchdacht sein. Borderline-Betroffene sollten sich gut überlegen, welche Nachfragen eventuell kommen könnten. Eine Betroffene hat das Vorstellungsgespräch mit ihrer Freundin im Rollenspiel geübt. Sie hat sie gebeten, so viel wie möglich »nachzubohren«, um so den »worst case« – den ungünstigsten Fall – durchzuspielen. Im Übrigen ist das eigentlich nichts Ungewöhnliches, auch für gesunde Menschen stellt eine Bewerbungssituation hohen Stress dar und viele von ihnen bereiten sich gezielt, manchmal sogar in speziellen Bewerbungstrainings von der Agentur für Arbeit oder in den Volkshochschulen, auf eine solche Situation vor.

Das Versteckspiel erfordert nicht nur im Vorstellungsgespräch starke Nerven. Es kann auch zu einer ständigen Angst vor Entdeckung führen und bewirken, dass wichtige eigene Erfahrungen in Gesprächen mit Kollegen ausgeklammert bleiben. Das kann sehr anstrengend sein und längerfristig auch höchst unbefriedigend, weil man immer etwas verheimlichen muss.

Trotz aller Einschränkungen sollten sich Fachleute und Betroffene aber auch vor Augen führen, dass Borderline-Betroffene persönliche Kompetenzen – beispielsweise Spontanität oder Kreativität – mitbringen, die Arbeitgeber durchaus schätzen. Beim Verstecken der Lücken im Lebenslauf geht es nicht um eine Vortäuschung falscher Qualifikationen, sondern um den Versuch, eine faire Chance zu bekommen. Unter Umständen ist dieser Weg die einzige Möglichkeit, überhaupt wieder einen Arbeitsvertrag und damit eine Chance auf Integration in einen »normalen« Arbeitsalltag zu erhalten.

Anja beschreibt ihre Erfahrungen mit den Konsequenzen, die sich aus dem Verstecken ihrer Geschichte ergeben hatten, und mit ihrem heutigen, offenen Umgang mit ihrer Vergangenheit am Arbeitsplatz so: »Dann startete ich zum zweiten Mal in ein Jahrespraktikum. Es gelang mir vierzig Arbeitswochen lang, meine Geschichte zu verbergen, und ich bestand das Praktikum mit einem sehr guten Zeugnis. Aber mir war klar geworden, dass ich unter diesen Umständen niemals wieder arbeiten kann und will: Es war ein einziges Versteckspiel. Niemals durfte ich zu viel über mich erzählen, was sehr schade war, denn meine Kollegin und ich hatten ein sehr gutes Verhältnis. Ich durfte durch Erfahrung erworbenes Wissen nicht anwenden, weil sonst womöglich Fragen gekommen wären. Und immer hatte ich Angst, dass doch alles rauskäme und ich auch diese Stelle verlöre.

Heute habe ich einen Weg für mich gefunden – zwischen dem Seelenstriptease und dem Verstecken. Das sieht meistens so aus, dass ich, wenn es drauf ankommt, die Wahrheit erzähle. Damit meine ich, dass ich Leuten nichts vorlüge, ich sage dann, dass ich heftige Krisen hinter mir habe und dass mein Leben eine Zeit lang sehr schwierig war. Ich hatte meinem Arbeitgeber vorher mitgeteilt, dass ich lange krank war und eine lange Zeit in Kliniken verbracht hatte. In dem Moment schon, als das ›raus‹ war, wuchs mein Selbstbewusstsein, wuchs meine eigene Selbstachtung wieder und ich denke, das ist auch rübergekommen. Diese Stelle habe ich bekommen und ich spüre, wie ich an dieser Aufgabe wachse. Da ist kein Schweigegebot, das meine Entfaltung hemmt.«

Coming-out

Nicht nur wenn es um Ausbildungs- und Arbeitsplatzsuche geht, überlegen die meisten Borderline-Betroffenen sich sehr genau, wem und wann sie etwas von ihren Borderline-Erfahrungen erzählen. Viele kennen von sich jedoch auch Zeiten, in denen ein »Sichouten«, ohne Überdenken der Folgen, überlebenswichtig ist oder war. Im Erzählen suchen die Betroffenen Wege, ihre Erfahrungen zu bewältigen, ihr Erleben zu verstehen und ihr Verhalten zu verändern. Das Erzählen dient auch dazu, sich selbst zu spüren und von anderen wahrgenommen zu werden oder die Dramatik der eigenen Geschichte in den Reaktionen des Gegenübers ablesen zu können. Während eines Gesprächs stellen wir fest, ob der andere unsere Art, etwas »rüberzubringen«, sympathisch findet oder auch nicht. Ein Gegenüber kann uns bewundern für den Mut, etwas zu erzählen, uns ermuntern, mehr mitzuteilen, uns bremsen oder völlig desinteressiert sein. Viele Borderline-Betroffene haben Schwierigkeiten, diese oft sehr subtilen Zeichen ihrer Gesprächspartner wahrzunehmen bzw. auch angemessen darauf zu reagieren. Alltagserzählsituationen leben – im Gegensatz zu Therapiesitzungen, in denen die Betroffenen weitestgehend die Themen bestimmen – vom Dialog und beide Gesprächspartner sollten zum Zug kommen und die Erzählinhalte beeinflussen können.

Während der akuten Phase der Erkrankung gibt es für viele Betroffene oft kein anderes Thema als Borderline. Das ist letztlich nicht so ungewöhnlich! Wer eine Oma oder einen Erbonkel in der Verwandtschaft hat, die oder der kürzlich eine Operation hatte oder an einer chronischen Krankheit leidet, weiß, wie sehr sich auch ganz »normale« Menschen mit ihren Krankheiten auseinander setzen und immer wieder darüber reden wollen. Natürlich will schon bald niemand mehr die Operation der Oma in allen Einzelheiten geschildert bekommen und auch bei Borderline werden die meisten Menschen irgendwann nicht mehr zuhören. Das ist ein Grund, weshalb viele Betroffene immer neue Kontakte brauchen, um eben die einzige Geschichte, die sie vermeintlich im Augenblick zu erzählen haben, immer wieder erzählen zu können und sie damit auch zu bewältigen.

Über Erlebtes oder Gedachtes zu berichten ist ein Bedürfnis, das alle Menschen haben. Die meisten Menschen wählen dabei sehr genau aus, wem sie was erzählen. So erzählt jemand am Arbeitsplatz vielleicht etwas über Erlebnisse in seiner früheren Ausbildung und seinem besten Freund etwas über die erste große Liebe. Sehr private Themen, und dazu gehören die Erfahrungen mit Borderline oder traumatische Kindheitserlebnisse, würden die meisten Menschen jedoch nur sehr wenigen Leuten anvertrauen. Bei Borderline-Betroffenen haben wir jedoch nicht selten beobachtet, wie unachtsam sie mit sich umgehen, wenn sie über sich und ihr Leben berichten.

Welche der folgenden Verhaltensweisen kennst du von dir selbst?

- ○ Ich erzähle Leuten, die es gar nichts angeht oder die sich gar nicht dafür interessieren, von meinen persönlichsten Erfahrungen.
- ○ Ich erzähle oft zu viel und bereue es anschließend.
- ○ Ich erzähle zu wenig, aus dem Zusammenhang gerissen und ärgere mich hinterher, wenn ich missverstanden werde.
- ○ Ich erzähle schnell und viel, weil ich das Gefühl habe, nie wieder eine Chance dazu zu bekommen.
- ○ Ich übertreibe beim Erzählen.
- ○ Ich erzähle meine Geschichte wie eine spannende Story und beabsichtige damit (unbewusst), dass beim Zuhörer keine emotionale Betroffenheit entsteht.
- ○ Es gelingt mir nicht zu unterscheiden, wem ich was wann erzählen kann?

- ○ Ich habe kein Vertrauen, wirklich mitzuteilen, wie es in mir aussieht. Rede ich, um einen Abstand herzustellen?
- ○ Ich verliere meinen Zuhörer beim Erzählen aus dem Blick. Mein Zuhörer ist beliebig austauschbar. Ich muss im Gespräch zwischendurch prüfen, wer da eigentlich vor mir sitzt.
- ○ Ich erzähle das, was der andere hören will, und nicht wirklich meine Geschichte.
- ○ ....

Es braucht Übung, um Erzählsituationen in Zukunft anders zu gestalten. Mit zunehmender Auseinandersetzung mit der eigenen Lebens- und Krankheitsgeschichte rückt das Thema Borderline aber auch gleichberechtigter neben andere Lebensthemen, die in der akuten Krankheitsphase gar keine Rolle spielten. Betroffene haben dann die Wahl, ob sie über ihre Borderline-Erfahrung berichten oder über andere Dinge, die in ihrem Leben passieren oder für die sie sich interessieren. Fällt die Entscheidung, etwas über die eigene Lebens- und Krankengeschichte zu erzählen, kann es hilfreich sein, sich folgende Fragen zu stellen:

- Aus welchem Grund ist es für mich wichtig, in dieser Situation meine Geschichte zu erzählen?
- Wem möchte ich mich mitteilen? Ist die Geschichte bei meinem Gegenüber gut aufgehoben?
- Wie kann ich das, was ich sagen will, am besten rüberbringen, um von dem anderen verstanden zu werden?
- Bin ich »ganz da«? Kann ich meinen Gesprächspartner wahrnehmen?

Bewusst von seinen eigenen Erfahrungen zu berichten hat immer zwei Seiten: Zum einen ist es nur so möglich, den Menschen der

Umgebung einen Eindruck von der eigenen Biografie, der eigenen Persönlichkeit, vom eigenen Innenleben und von den Gründen des eigenen Verhaltens zu vermitteln. So lassen sich Verständnis gewinnen, Nähe herstellen und Vorurteile abbauen. Voraussetzung dafür ist, dass es dem anderen wirklich ermöglicht wird, das Borderline-Verhalten besser nachzuvollziehen, beispielsweise indem man in erster Linie von sich redet, Übertreibungen vermeidet und auf Verurteilungen der Umgebung größtenteils verzichtet. Auf der anderen Seite kann es auch Nachteile haben, wenn man sich als Borderline-Betroffener outet. So ist es häufig nicht empfehlenswert, dem Arbeitgeber von längeren Psychiatrieaufenthalten oder »verrücktem Erleben« zu berichten. Allerdings zeigt sich immer wieder auch, dass gerade Freunde und Bekannte mit mehr Verständnis reagieren, als man zunächst vermutet.

Eine besondere Form des »Outens« ist die Bereitschaft von Betroffenen, in Medien wie Zeitung oder Fernsehen von den eigenen Erfahrungen zu berichten. Wer dies tun möchte, sollte sehr genau darauf achten, dass er gerade stabil genug für ein solches Engagement ist, das starke Gefühle auslösen kann. Es ist wichtig, darauf zu achten, dass es sich um ein seriöses Medium handelt und dass man im Vorgespräch mit dem Journalisten ein gutes Gefühl hat.

Wichtige Kriterien für die Entscheidung, ob man für ein Interview zur Verfügung steht, können sein: Nimmt sich der Journalist genügend Zeit für ein Gespräch mit mir? Kann ich anonym bleiben, wenn ich das wünsche? Kann ich den Beitrag lesen, bevor er veröffentlicht wird? Wird durch den Beitrag etwas gegen Vorurteile und Ängste getan oder werden diese sogar noch eher gefördert? Allgemein ist Vorsicht angebracht bei sehr dringenden Anfragen von Medienvertretern, da dann die Gefahr von Falschdarstellungen sehr groß ist.

Viele direkte und spätere Folgen der Erkrankung können im Laufe der Zeit überwunden werden, doch es gibt trotzdem Dinge, an denen sich nichts mehr ändern lässt. Deshalb bedeutet mit den Folgen der Erkrankung besser zurechtzukommen auch, sich damit auseinander zu setzen, dass es Türen gibt, die ein für alle Mal verschlossen sind.

Viele Borderline-Betroffene beschäftigt irgendwann im Lauf ihrer Erkrankung das Thema »verlorene Zeit«. Während langer Phasen ihres Lebens waren sie vor allem mit dem Überleben beschäftigt und hatten beispielsweise keine Zeit, intensive Kontakte zu knüpfen. Eine Betroffene erinnert sich: »Als andere mit 13, 14, 15 Jahren ausgingen, ihre ersten großen Partys besuchten, das Leben in all seinen Facetten ausprobierten, hatte ich schwere Depressionen, war mit Selbstverletzungen, Suizidversuchen und den Folgen daraus beschäftigt und habe drei Jahre in verschiedenen psychiatrischen Kliniken verbracht. In meinen Augen war das genau die Zeit, in der andere Gleichaltrige im Leben außerhalb der Ursprungsfamilie Wurzeln geschlagen haben und ihre Partner finden konnten.« Vielen Betroffenen gelingt es, im beruflichen Bereich relativ schnell »aufzuholen«. Im Bereich zwischenmenschlicher Erfahrung kann das jedoch wesentlich schwieriger sein, häufig fehlen auch Erfahrungen mit dem anderen Geschlecht, die sich nicht durch »fleißiges Lernen« nachholen lassen.

Die meisten Betroffenen werden sich auch immer wieder mit der Frage finanzieller Abhängigkeiten beschäftigen müssen. Das kann für viele bedeuten, die Tatsache akzeptieren zu müssen, weniger Geld zu haben als Gleichaltrige oder das Geld wegen der Erkrankung für andere Dinge einsetzen zu müssen. Viele Betroffene finanzieren zum Beispiel irgendwann ihre Therapie teilweise oder im ungünstigsten Fall vollständig selbst, weil die Krankenkassen keine Behandlungskosten mehr übernehmen, oder sie setzen das vorhandene Geld für eine Ausbildung oder ein Studium ein. Vielfach sind Betroffene von der Unterstützung der Eltern oder Partner abhängig und sie haben das Gefühl, immer in ihrer Schuld zu stehen. Eine Betroffene berichtet, Geld beinhalte für sie auch immer einen Machtaspekt: »Wenn mein Vater die Miete meiner Wohnung zahlt, bin ich nicht unabhängig, bleibe immer noch das Kind und kann mich dann auch aus der emotionalen Verstrickung nur schwer befreien. Ich würde alles dafür geben, nicht mehr ›in seiner Schuld‹ zu stehen.«

Andere Betroffene leben von einer geringen Rente oder Sozialhilfe. Oft fallen sie auch einfach aus den bestehenden Fördermöglichkeiten heraus, weil diese an bestimmte Altersgrenzen gebunden sind. Thekla beschreibt das so: »Spät entschloss ich mich, noch mal ein Studium an der Universität aufzunehmen, nachdem ich das erste zehn Jahre zuvor nicht beendet hatte. Aber es gibt keinerlei finanzielle Hilfe mehr, die einem nun zusteht, weil man nicht den normalen Weg gegangen ist!«

Einige dieser Schwierigkeiten lassen sich verändern, andere müssen als gegeben akzeptiert werden. Wo Veränderung möglich und wo Akzeptanz nötig ist, ist dabei eine sehr schwierige Frage, nicht nur für Borderline-Betroffene, sondern für alle Menschen. Wir alle geben immer wieder zu schnell auf, obwohl Veränderung möglich wäre. Und wir alle versuchen immer und immer wieder Dinge zu verändern, die wir als gegeben akzeptieren sollten. Viele Personen mit Borderline haben eher Mühe damit, Dinge zu akzeptieren, als dass sie in der Gefahr stünden, zu schnell aufzugeben. »Was ich mir wirklich vornehme, das schaffe ich auch!«, ist ein häufiger Ausspruch. Betroffenen gelingt es dann tatsächlich, viel Energie für Veränderungsschritte aufzubringen. Bei Dingen, die sich tatsächlich ändern lassen, ist diese Haltung ausgesprochen positiv. Ihnen gelingt es aber häufig nicht, ihre eigenen Grenzen realistisch einzuschätzen. Wenn Veränderung nicht möglich ist, führt es zu starken Gefühlen von Enttäuschung und Überforderung, die dann wiederum Selbstverletzungen oder andere Borderline-Verhaltensweisen bewirken können.

Nicht nur die Folgen einer Erkrankung wie Narben oder fehlende soziale Beziehungen müssen akzeptiert werden, sondern auch die Erkrankung selbst oder schwierige Erfahrungen in Kindheit und Jugend. Nicht gelebtes Leben oder verpasste Chancen anzuerkennen ist enorm schwierig. Darauf mit Wut oder tiefer Traurigkeit zu reagieren ist eine ganz gesunde Form der Bewältigung und hat nichts mit Borderline zu tun. Diese Gefühle sind notwendig, damit ein Akzeptieren möglich wird.

Eine Krankheit zu akzeptieren fällt uns Menschen dann leichter, wenn wir ihr in irgendeiner Form auch einen Sinn abgewinnen können. Daher ist es wichtig, auch positive Seiten anzuerkennen. Wie kaum eine andere psychische Erkrankung hat die Borderline-Störung sowohl negative wie auch positive Seiten, und zwar in sehr extremer Ausprägung. Das Erleben kann so schrecklich sein, dass nur der Suizid als Ausweg erscheint. Das Erleben kann aber auch eine solche Intensität haben, wie sie vielen Menschen nur selten zuteil wird. Viele Betroffene haben durch die Erkrankung extreme Begegnungen mit sich selbst erlebt und nicht wenige haben gerade dadurch eine starke Persönlichkeit entwickelt. Sie haben gelernt, sich in dem Rahmen, der ihnen zur Verfügung steht, sicher zu bewegen und ihre Erfahrungen zu nutzen.

Anregungen

Welche Folgen meiner Erkrankung belasten mich?

Was fällt mir ein, um diese Folgen für mich erträglicher zu machen?

Was hilft mir, Dinge zu akzeptieren, die ich nicht ändern kann?

Welche Erfahrungen habe ich bisher damit gemacht, anderen Menschen von meinen Borderline-Problemen zu erzählen?

Selbsthilfe in Gruppen

Zu Beginn war es schwierig, sich von den Problemen der anderen abzugrenzen und sie nicht zu den eigenen zu machen. Allerdings ist es auch eine Chance, dieses große Verbundenheitsgefühl zu nutzen und gemeinsam an Veränderungen zu arbeiten, zum Beispiel sich abgrenzen zu lernen oder wie man in Krisen kommunizieren kann, ohne dass sich der andere verantwortlich und hilflos fühlt.

Karen

Oft denke ich, so blöd, wie ich bin, kann kein anderer sein. Ich stelle mich nur an, steigere mich in Dinge hinein, die ich gar nicht habe. Wenn ich dann höre, dass andere ganz ähnliche Probleme haben, fühle ich mich nicht mehr so allein damit.

Nina

Ich halte die Selbsthilfegruppe für eine ganz wichtige Sache, weil sich Betroffene endlich einmal ohne viel Erklärungen unterhalten können. Auch kommt häufig Spaß auf, wenn man sich mal wieder seine »Unmöglichkeiten« erzählen kann, ohne auf Unverständnis zu stoßen. Für mich sind die zwei Stunden immer eine Stärkung. Ich merke dort, dass es anderen Menschen auch so geht. Die Teilnehmer erkennen oft schneller als die Therapeuten, was los ist.

Karin

Bisher haben wir in diesem Buch Möglichkeiten der ganz persönlichen Selbsthilfe vorgestellt, die jeder für sich allein oder in Absprache mit anderen anwenden kann. Für viele Borderline-Betroffene ist – neben dem Austausch im Internet – die gegenseitige Unterstützung und direkte Begegnung mit den anderen in Selbsthilfegruppen von großer Bedeutung.

Selbsthilfegruppen gibt es mittlerweile für so gut wie jedes Problem und jede Erkrankung in den meisten Regionen im deutschsprachigen Raum. Inzwischen sind auch Borderline-Selbsthilfegruppen selbstverständlicher Bestandteil der Selbsthilfelandschaft. Lange waren sie vor allem für Fachleute undenkbar. »Wie können sich so instabile Menschen wie Borderliner gegenseitig unterstützen?«, »Die reden sich nur gegenseitig in ihre Krisen rein« oder »Dann geht die Konkurrenz um die schlimmste Symptomatik erst richtig los«, so oder ähnlich klangen lange Zeit die Vorurteile von professioneller Seite gegenüber Borderline-Selbsthilfegruppen.

Im Internet lassen sich neben Borderline-Selbsthilfegruppen für Betroffene auch Zusammenschlüsse von Angehörigen in Selbsthilfegruppen und Gruppen finden, die sich trialogisch (mit Fachleuten, Betroffenen und Angehörigen) mit dem Thema Borderline auseinandersetzen. Während es bei der Entstehung dieses Buches nur sehr wenige, übrigens völlig unabhängig voneinander gegründete Borderline-Selbsthilfegruppen gab, dürfte es heute deutlich mehr organisierte Betroffene und auch Angehörige geben. Bei 1,5 Millionen betroffenen Menschen im deutschsprachigen Raum sind jedoch noch immer relativ wenig Betroffene in Selbsthilfegruppen organisiert. Es ist also davon auszugehen, dass sich der Zulauf zu den Gruppen weiterhin erhöhen wird. Das zeigt sich auch daran, dass in den letzten Jahren viele Regionaltrialoggruppen entstanden sind und es inzwischen eine betroffenengeleitete Kontakt- und Informationsstelle in Nürnberg gibt.

Viele Selbsthilfegruppen haben sich eigene Regeln gegeben, die in der jeweiligen Gruppe erarbeitet wurden, manche arbeiten auch ohne feste Struktur. Wieder andere haben sich im Anschluss an Therapie- bzw. Trainingsprogramme wie DBT oder STEPPS gegründet und nutzen Elemente der manualisierten Verfahren auch in der Gestaltung der Gruppenstunden.

Borderline-Betroffene sind auch häufig in Selbsthilfegruppen vertreten, die spezifische Aspekte der Erkrankung bzw. Ursachen in den Blick nehmen. So sind Borderline-Betroffene in Selbsthilfegruppen für depressive Menschen engagiert. Auch in unterschiedlichen Gruppen der Suchtselbsthilfe oder in Gruppen für Menschen, die von posttraumatischer Belastungsstörung und / oder Missbrauch betroffen sind, gibt es Menschen mit Borderline. Viele finden dort nützliche Hilfe, haben aber auch häufig das Gefühl, doch nicht so richtig dazuzugehören und mit ihrem Problem nicht verstanden zu werden. Einerseits möchten wir daher in diesem Abschnitt beschreiben, welche Hilfe Selbsthilfegruppen überhaupt bieten können, egal zu welchem Problem diese Gruppen arbeiten. Andererseits möchten wir die Idee und die Erfahrungen mit spezifischen Borderline-Selbsthilfegruppen vorstellen, zur Teilnahme ermutigen und Hinweise zur Gründung solcher Gruppen geben. Außerdem werden wir auf Möglichkeiten des Austauschs für Betroffene über das Internet hinweisen.

Was bringt mir eine Selbsthilfegruppe?

Der am häufigsten genannte Grund für die Teilnahme an einer Gruppe ist der Wunsch, aus dem »Einzelkämpferdasein« in einen Austausch mit »Gleichgesinnten« zu kommen. Übereinstimmend stellen die meisten fest, wie wichtig vor allem die Anteilnahme und Anerkennung der anderen für sie ist. Das ansonsten nur schwer Erklärbare der Borderline-Phänomene wird mitteilbar, weil die anderen es auch kennen: »Wir sprechen einfach eine Sprache. Viele Sachen muss ich in der Gruppe nicht lange erklären, die anderen kennen das und wissen, was ich gerade durchmache«, berichtet Lisa. »Die anderen merken auch sofort, wenn ich ihnen was vormache, mein Therapeut merkt das nicht immer. In der Gruppe habe ich vor allem gelernt, ehrlich mit mir selbst umzugehen.« Andere zu treffen, denen es auch so geht wie einem selbst, ist für die meisten eine große Entlastung.

Ein Wunsch vieler Betroffener ist, durch die Selbsthilfegruppe Unterstützung in Krisenzeiten zu bekommen. Die Erfahrung bestehender Gruppen zeigt, dass das jedoch nur in begrenztem Umfang möglich ist. In einigen Gruppen gibt es klare Absprachen darüber, wie mit akuten Krisensituationen der einzelnen Teilnehmer umgegangen wird. Gruppenmitglieder wollen und können keine Ersatztherapeuten sein. Dennoch bieten die Kontakte der Mitglieder untereinander manchmal mehr Halt, als sie beispielsweise ein Krisendienst ermöglichen kann. Eine Betroffene erzählt, dass sie schon andere aus der Gruppe in stündlichen Abständen angerufen habe, bis die Krise vorbei gewesen sei und es ihr wieder besser ging. Eine Unterstützung über die Vernetzung in Nachrichtendiensten (WhatsApp, Signal usw.) ist heute in vielen Selbsthilfegruppen eine Selbstverständlichkeit. Derartige Unterstützung kann innerhalb von Selbsthilfegruppen für einen begrenzten Zeitraum glücken. Eine Gruppe wird jedoch sehr schnell nicht mehr funktionieren, wenn Einzelne den Anspruch erheben, dass die Gruppenmitglieder für sie rund um die Uhr erreichbar sein sollen, oder die Gruppe als einen Ort sehen, an dem sie sich völlig fallen lassen können und dann von den anderen aufgefangen werden.

Selbsthilfegruppen sind in keinem Fall Therapieersatz, sondern immer die Ergänzung, sie sind *eine* der möglichen Säulen, auf denen die Stabilisierung im Alltag aufbauen kann. Voraussetzung für das Funktionieren der Gruppen ist vor allem die Eigenverantwortlichkeit der einzelnen Gruppenteilnehmer und die Verantwortlichkeit aller für das Gelingen der Gruppe. Eine Selbsthilfegruppe kann neben dem geschützten Rahmen vor allem einen Raum bieten, in dem sich die Einzelnen »ausprobieren« können: »Ein Übungsfeld ist für mich, dass wir uns mit der Leitung abwechseln«, erzählt Nina.

Für viele Betroffene ist das Treffen der Gruppe ein fester Termin, an dem sie schauen können, wie es ihnen gerade geht, wo sie stehen und was im Augenblick gut oder schlecht läuft.

In einer Selbsthilfegruppe werden Betroffene Zuwendung, Orientierungshilfe und das Wissen anderer Betroffener finden, die unterschiedliche Erfahrungen im Umgang mit der eigenen Geschichte gemacht haben. Zuweilen ist die Gruppe nicht nur ein Ort, an dem die Bewältigung der eigenen Probleme stattfindet, sondern auch ein Platz, an dem Freundschaften geschlossen werden.

Jede Gruppe ist anders

Im Bereich der Borderline-Selbsthilfe haben sich in den letzten Jahren mehrere Gruppen gegründet, die ihre Regeln selbst aufgestellt und einen sehr klar strukturierten Ablauf der Gruppentreffen organisiert haben. Im Rahmen ihrer Diplomarbeit *›Borderliner helfen Borderlinern: Chance oder Chaos?‹* hat die Diplom-Sozialarbeiterin Karen Abel beschrieben, wie die Selbsthilfegruppe in Freiburg arbeitet. Die Zusammenfassungen zur Gestaltung der Treffen, zu Gruppenregeln und Rahmenbedingungen haben wir als Beispiel in den den Downloadbereich des Buches übernommen.

Gruppenregeln

Wichtig für das Funktionieren einer Gruppe sind bestimmte Regeln, die von allen eingehalten werden müssen, damit die Gruppe nicht auseinanderbricht. Die Regeln sollten von den Gruppenmitgliedern gemeinsam erarbeitet werden. (Wie solche Gruppenregeln aussehen können, zeigt ein Beispiel im Downloadbereich des Buches.) Alle Mitglieder tragen die Verantwortung für sich selbst und ein »Puzzleteil« der Verantwortung für den Ablauf der Gruppensitzungen. Die Gruppe versteht sich als Stützpfeiler und ist kein Therapieersatz.

Coaching

Auch wenn Selbsthilfegruppen in aller Regel ein Rahmen sind, der professionell Tätige ausschließt, um einen Austausch unter Betroffenen jenseits von therapeutischen Hierarchiesystemen zu ermöglichen, kann es für einzelne Gruppen sinnvoll sein, auch die Unterstützung von Fachleuten für die Selbsthilfegruppenarbeit zu nutzen. So hat sich die von Karen gegründete Freiburger Selbsthilfegruppe für die Zusammenarbeit mit »Coaches« entschieden.

Coaches sind professionell Tätige, die Erfahrung in der Arbeit mit Borderline-Betroffenen haben, beispielsweise ein Krankenpfleger aus dem psychiatrischen Bereich oder eine Psychologin. Aufgabe des Coaches ist es, die Kommunikation, die Gruppendynamik und den Umgang mit Regeln als Außenstehender zu beobachten und darüber

Rückmeldung zu geben. Der Coach ist nicht der verantwortliche Gesprächsleiter der Gruppe, sondern übernimmt eine passive Rolle. Als neutraler Beobachter ist er ein- bis zweimal im Monat, nach längerem Bestehen der Gruppe auch in größer werdenden Abständen, bei den Selbsthilfegruppentreffen anwesend und sorgt dafür, dass die Gruppe funktionsfähig bleiben kann und beispielsweise nicht in irgendwelchen Streitereien über Vordergründiges hängen bleibt und wichtige Themen dadurch unter den Teppich gekehrt werden. Trotz dieser Unterstützung liegt die inhaltliche Diskussion über die Themen allein in den Händen der Betroffenen, die sich als »Alltagsexperten für Borderline« verstehen.

Frauengruppen – Männergruppen

An den meisten Selbsthilfegruppen nehmen vor allem Frauen teil. Das liegt sicher nicht zuletzt daran, dass im psychiatrischen Hilfesystem behandelte Borderline-Betroffene zu 75 Prozent Frauen sind. Viele Selbsthilfegruppen sind aber prinzipiell für Männer und Frauen offen. Ein schönes Beispiel ist dafür die Selbsthilfegruppe in Arnsberg im Sauerland (https://borderline-shg-sauerland.jimdo.com/), die hier stellvertretend für viele Gruppen genannt wird. Dort sind beispielsweise auf der Webseite bereits die Gruppenregeln beschrieben, die Räumlichkeiten vorgestellt und Informationen für Angehörige aufgeführt. Manche Selbsthilfegruppen haben jedoch entschieden, dass sie nicht gemischtgeschlechtlich arbeiten möchten. Beispielsweise erklären Frauen mit (sexuellen) Gewalterfahrungen, den »Schutzraum Selbsthilfegruppe« nicht mit Männern teilen zu wollen. Immer noch sind uns nach den vielen Jahren keine Borderline-Männerselbsthilfegruppen bekannt.

Borderline online – virtuelle Selbsthilfe

Der Anfang der »frei organisierten« Selbsthilfe von Borderline-Betroffenen war das Internet. So entstanden Ende der 1990er-Jahre erste große Internetportale. Am bekanntesten ist die Borderline-Community geworden (www.borderline-community.de), die 1999 gegründet wurde und bis heute besteht. Neben dieser nach dem Vorbild amerikanischer Selbsthilfeseiten entstandenen Seite wurden weitere Portale ins Leben gerufen.

Die Internetforen haben den Vorteil, dass sie rund um die Uhr abrufbar sind und Anonymität möglich ist. Für viele Betroffene ist das Internet zunächst oft die einzige Möglichkeit, mit anderen ebenfalls Betroffenen in Kontakt zu treten, wenn beispielsweise keine Selbsthilfegruppe vor Ort existiert. Sie finden da auch einige Blogs, wo Betroffene es anderen ermöglichen, an ihren Erfahrungen teilzunehmen und auch darauf zu reagieren, z. B. www.grenzwandler.org. oder »Life is still a nuthouse« (https://cuckoosnestdiariesberlin.wordpress.com)

Internetforen können sein:

Mailinglisten → Dabei handelt es sich um Diskussions- und Gesprächsforen via E-Mail. Jeder Abonnent kann E-Mail-Beiträge schreiben, die automatisch an alle angeschlossenen Teilnehmer verteilt werden. Er selbst erhält die Beiträge aller anderen Mitglieder. Mailinglisten sind in der Regel kostenlos, setzen aber eine Anmeldung voraus. Sie bieten die Möglichkeit der Vernetzung von Menschen, die an derselben Thematik interessiert sind, und werden deshalb von verschiedensten Selbsthilfegruppen und Einzelpersonen rege genutzt.

Chatforen → Sind eine Livekommunikation im Internet, vergleichbar einem Telefongespräch mit Konferenzschaltung, wobei der Austausch schriftlich stattfindet. Viele Menschen können sich gleichzeitig an der Kommunikation beteiligen und selbst Beiträge schreiben, die sofort auf den Bildschirmen aller angeschlossenen Teilnehmer erscheinen. Chatten findet in sogenannten Chatrooms statt, die man durch Tastendruck »betritt« und jederzeit wieder verlassen kann. Neben den Online-Gebühren fallen in der Regel keine weiteren Kosten an.

Die meisten Betroffenen verfügen inzwischen über einen Internetzugang. Viele Aktivitäten sind heute über Smartphones möglich. Internetzugänge werden heute kostenfrei in Cafés oder an öffentlichen Plätzen zur Verfügung gestellt. Auch Bibliotheken ermöglichen einen freien Zugang ins Internet.

Durch die Kontakte über das Internet entsteht bei vielen Betroffenen der Wunsch nach realen Begegnungen mit anderen. Wer Anschluss an eine Selbsthilfegruppe sucht, kann bequem im Internet recherchieren (Stichworte für Suchmaschinen: Borderline und Selbsthilfe), ebenso auch Kontakt zum nächstgelegenen Selbsthilfezentrum aufnehmen. In jeder größeren Stadt gibt es eine Stelle, die alle aktuellen Informationen über bestehende Gruppen vor Ort sammelt und weitergibt. Wer nicht weiß, ob es in seiner Stadt ein Selbsthilfezentrum gibt, kann bei den Kommunen oder Gesundheitsämtern nachfragen. In der Nakos-Datenbank (www.nakos.de) findet sich eine nach Bundesländern sortierte Auswahl von örtlichen Selbsthilfe-Informationsstellen, dort werden jeweils eine Institution und entsprechende Ansprechpersonen genannt, die weiterhelfen.

Selbst eine Gruppe gründen?

In vielen Städten gibt es auch heute noch keine Selbsthilfegruppe für Borderline-Betroffene. Wer selbst eine Gruppe gründen möchte, kann sich zum einen die Erfahrungen anderer Betroffener zunutze machen und zum anderen für alle Selbsthilfegruppen gültiges Informationsmaterial anfordern. In der Nakos-Datenbank (www.nakos.de) gibt es umfassende Informationen zur Gründung von Selbsthilfegruppen, insbesondere zu den Möglichkeiten finanzieller Förderung und zu rechtlichen Hintergründen.

Auf der Seite www.borderline-plattform.de findet sich ein Verzeichnis lokaler Gruppen, die bereits bestehen bzw. geplant sind. Dort werden verschiedene Gruppen genauer vorgestellt und es wird Unterstützung bei der Gruppengründung angeboten. Aus den bisherigen Erfahrungen mit der Gründung von Selbsthilfegruppen wurden dort Anfang der 2000er Jahre folgende Empfehlungen gegeben, die bis heute ihre Gültigkeit behalten haben:

Nichts überstürzen → Die Gruppengründung sollte geplant ablaufen und nicht voreilig stattfinden. Es ist wichtig, sich die Ziele der Gruppe genau zu überlegen. Das geht zunächst allein oder gemeinsam mit anderen Betroffenen, die man schon kennt.

Die Gründungsidee und Bekanntmachung → Um mögliche Interessenten zu erreichen, ist es sinnvoll, Faltblätter zu erstellen, die in Arztpraxen oder psychotherapeutischen Einrichtungen, Kliniken usw. ausgehängt werden können. Zum eigenen Schutz sollten auf diesen Faltblättern nur so viel persönliche Daten stehen, wie nötig sind, um das Projekt bekannt zu machen. Meist genügt der Vorname und eine Telefonnummer oder Mailadresse, damit Anrufer wissen, wen sie wie ansprechen können. Viele Kontakt- oder Beratungsstellen bieten ihre Nummer für die erste Kontaktaufnahme an, so können Irrläufer oder Personen, die sich nicht wirklich für die Gruppe interessieren oder sich gar einen Scherz erlauben, schon im Vorfeld umgeleitet bzw. abgefangen werden.

Ist die Gruppe gegründet, können wieder Aushänge gemacht werden und ggf. auch eine Webseite erstellt werden. Es ist sinnvoll, sich in Übersichtskataloge der Kontakt- und Beratungsstellen und auf Selbsthilfegruppenlisten im Internet eintragen zu lassen.

Geeignete Räumlichkeiten finden Y Kontakt- und Beratungsstellen können meist Räumlichkeiten vermitteln oder bieten selbst welche an. Diese Stellen stehen auch oft bei der Gründung unterstützend oder wenigstens beratend zur Seite.

Gründungsabend → Wenn sich genügend Interessierte gemeldet haben (in aller Regel reichen 5 – 8 Personen), sollte man alle zu einem Gründungsabend einladen. Es empfiehlt sich, dabei eine Fachperson, beispielsweise aus der Kontaktstelle, zur Unterstützung mit einzuladen oder sonst eine andere Person, die »zur Seite stehen« kann.

Beim Gründungsabend sollten Erwartungen an die Gruppe und Ziele besprochen sowie Absprachen zu Zeitumfang und Ort möglicher Treffen getroffen werden.

Regelmäßige Treffen → Hat sich eine Gruppe zusammengefunden, geht es nun darum, gemeinsam die Treffen zu planen. Es hat sich bewährt, die anfallende Arbeit auf alle Mitglieder zu verteilen, damit die Verantwortung nicht ausschließlich bei demjenigen liegt, der die Initiative ergriffen hat. Es ist wichtig, dass die Gruppe gemeinsame Gruppenregeln erarbeitet, nach denen sie produktiv arbeiten kann (ein Beispiel für Gruppenregeln findet sich im Downloadbereich des Buches).

In den Gruppen gibt es oft eine große Bewegung, das heißt, Mitglieder kommen manchmal nur die ersten Male und bleiben dann weg. Es ist wichtig, sich davon nicht entmutigen zu lassen, und trotz eventueller Widrigkeiten regelmäßige Treffen stattfinden zu lassen.

Gruppenregeln → Betroffene wissen darum, dass bestimmte Borderline-Verhaltensweisen »ansteckend« sein können und unter Umständen zur Nachahmung animieren. Damit es nicht zum gegenseitigen »Runterziehen« und dem Wettkampf um die »Queen of Borderline« kommt, wie es viele Fachleute befürchten, ist es wichtig, genau mit dem Wissen darum zu arbeiten und sich klarzumachen, dass Borderline-Selbsthilfegruppen nur mit klaren Regeln dauerhaft funktionieren können.

Infoabende → Um entscheiden zu können, ob neue Interessenten in die Gruppe aufgenommen werden können, bietet es sich an, Infoabende durchzuführen. Einmal im Monat können dann alle Interessierten zu einem offenen Abend kommen, an dem die gegenseitigen Erwartungen geklärt werden und auch entschieden werden kann, ob beide Seiten miteinander arbeiten können.

Borderline-Trialog

Die Idee zum Borderline-Trialog entstand 2004. Für Menschen mit Psychosen hatten Dorothea Buck als Betroffene und Prof. Thomas Bock als Fachperson die sogenannten Psychoseseminare gegründet. Diese Idee wurde von Anja Link und Christiane Tilly als Betroffenen und Heiner Dehner, dem Psychiatriekoordinator der Stadt Nürnberg, für Menschen mit der Diagnose Borderline übernommen. Zur Auftaktveranstaltung im Bezirksklinikum Ansbach kamen damals über 300 interessierte Personen. Seit dem Gründungsjahr findet die Veranstaltung einmal jährlich als »Bundesweiter Borderline-Trialog« statt. Das Publikum setzt sich aus Betroffenen, Angehörigen und Fachleuten zusammen. Die Trialogidee besteht darin, dass sich alle drei Gruppen gemeinsam über die Probleme mit Borderline aus ihrer jeweiligen Sicht austauschen und so über Stellvertreter ein Lernen ermöglicht wird.

Aus der bundesweiten Veranstaltung heraus haben sich inzwischen sogenannte »Regionaltrialoge« gegründet. In verschiedenen Städten treffen sich hier Betroffene mit Angehörigen und Fachleuten, um sich über Erfahrungen mit Borderline »auf Augenhöhe« auszutauschen.

Aus der Borderline-Trialogidee hat sich auch die Borderline Kontakt- und Informationsstelle in Nürnberg entwickelt, bei der Anja Link als Ansprechpartnerin bei Fragen zum Thema Borderline und zur Neugründung von Trialoggruppen zur Verfügung steht. Ausführliche Informationen finden sich unter www.borderlinetrialog.de.

Anregungen

Welche Erfahrungen habe ich bisher mit Selbsthilfegruppen gemacht?

Würde ich gerne in eine spezielle Gruppe für Borderline-Betroffene gehen, und wenn ja, wo werde ich mir Informationen über entsprechende Gruppen beschaffen?

Gibt es bei mir in der Region eine Borderline-Trialoggruppe, der ich mich bei Interesse anschließen könnte?

Gute professionelle Fremdhilfe finden

Mir ist aufgefallen, dass viele Menschen Probleme mit Ärzten oder anderen haben, sobald sie nur »Borderline-Syndrom« sagen. Manche verziehen dann das Gesicht, als habe man etwas Schrecken Erregendes gesagt. »Bah, das böse Wort, damit will ich nichts zu tun haben.« Oder sie gucken einen von oben bis unten herablassend an, als ob sie denken: »Ah ja, alles klar, so eine wieder.« Wie geht man mit so etwas um?

Steffi

Bevor man sich für eine Behandlung entscheidet, sollte man auf jeden Fall bei der Wahl der Therapeutin oder des Therapeuten oder einer Einrichtung auf seine Intuition hören und sich von nichts und niemandem etwas anderes einreden lassen. Wenn die Beziehung intuitiv nicht passt, dann lieber abbrechen und weitersuchen. Irgendwann findet man die Richtigen.

Blaue Gräfin

Eine düstere Welt brach auf. Ich war schnell von der Angst und Schlaflosigkeit befreit. Die Medikamente führten mich in eine andere, eigene Welt, die weit entfernt von meiner Umwelt war. Ich stand irgendwo in Watte gehüllt. Niemand mehr erreichte mich wirklich, weil dazwischen eine dicke Nebelwand stand. Ich trank 8–10 Tassen Kaffee täglich, um aufzuwachen. Ich wurde zum Zuschauer. Meine Symptomatik war gedämpft.

Thekla

Vielleicht mag einigen ein Kapitel zum Thema Fremdhilfe in einem Buch über Selbsthilfe absurd erscheinen. Das ist es aber ganz und gar nicht. Selbsthilfe hat Grenzen. Daher ist es nötig, auch professionelle Anlaufstellen zu haben. Oft ist es schwierig, das Richtige im Dschungel der therapeutischen Hilfeangebote zu finden. Selbsthilfe bedeutet hier: Was kann ich tun, um den richtigen Therapeuten zu finden? Wie kann ich meinen Teil dazu beitragen, dass die Therapie für mich hilfreich verläuft? Wie kann ich einen selbstbestimmten Umgang mit Medikamenten finden?

Fast alle Menschen mit Borderline-Erleben suchen professionelle Hilfe auf, sei dies in Form von ambulanter Psychotherapie oder stationärer Behandlung in einer psychosomatischen oder psychiatrischen Klinik.

Das Bedürfnis nach Therapie ist groß und das, obwohl es gerade für Borderline-Betroffene zahlreiche Hürden gibt. Viele Betroffene haben uns berichtet, mit welchen Kommentaren sie bei der Therapeutensuche konfrontiert waren: »Ich nehme keine Borderliner«, »Borderline, das gibt es doch eigentlich gar nicht« oder »Borderliner sind mir zu anstrengend«. Solche Kommentare von professioneller Seite sind leider bis heute nicht verschwunden sie kommen hier und da vor, wie Betroffene aus leidvoller Erfahrung immer wieder berichten. Zu solchen Vorbehalten der Therapeuten kommen eventuell auch noch Probleme mit den Krankenkassen, die nur eine sehr begrenzte Stundenzahl für Psychotherapie finanzieren. So stellt sich für manche Betroffene irgendwann die Frage, ob und wie sie eine Psychotherapie aus der eigenen Tasche bezahlen können.

Ist die Therapie im Gang, gehen die Probleme oft erst richtig los. Eine Beziehung zu einem Therapeuten ist für viele Menschen mit Borderline über eine längere Phase der für sie wichtigste zwischenmenschliche Kontakt. Aber genau in diesem zwischenmenschlichen Bereich und mit den Themen wie Nähe und Distanz, Grenzen, Vertrauen etc. geht es für die meisten Betroffenen ans »Eingemachte«. Dementsprechend treten Auseinandersetzungen auf, Enttäuschungen müssen überwunden und Grenzen gesetzt werden.

Bei der Borderline-Therapie sind Therapiewechsel und Therapieabbrüche eher die Regel als die Ausnahme. Das kann verschiedene Gründe haben. Möglicherweise ist noch nicht die passende Therapieform gefunden, vielleicht ist die Arbeit mit dem entsprechenden Therapeuten aus irgendwelchen Gründen nicht möglich. Vielleicht ist es auch ein Ausdruck der Borderline-Instabilität und der Enttäuschung nach der ersten Idealisierung des Therapeuten. Die Klientinnen und Klienten haben aber häufig auch deshalb schlechte Erfahrungen mit Therapeuten gemacht, weil viele professionelle Helfer mit der Borderline-Problematik überfordert sind. Fehlende Erfahrung, unzureichende Ausbildung und mangelnde Supervision führen dazu, dass die Therapien nicht zuletzt aus Gründen scheitern, die die Fachleute zu verantworten haben. Manchmal machen diese es sich zu leicht und erklären Therapieabbrüche oder gescheiterte Therapien ausschließlich mit der borderlinebedingten Dynamik, machen also allein die Betroffenen für das Scheitern verantwortlich. Umgekehrt sehen Borderline-Klienten die Schuld für das Scheitern häufig einzig bei den Fachleuten. Die Wahrheit dürfte irgendwo in der Mitte liegen. Die gute Nachricht ist, auch hier hilft es, dranzubleiben und sich und den Therapeuten immer wieder eine Chance zu geben. Manche Prozesse brauchen Zeit und kommen manchmal auch erst in Gang, wenn die richtige »Passung« gefunden ist, sprich die Therapeutin, der Therapeut, mit dem ein vertrauensvolles und konstruktives Arbeitsbündnis gelingt.

Wie finde ich einen guten Therapeuten?

Einen guten Therapeuten zu finden kann zu einer mühsamen Angelegenheit werden. Vor allem stellt sich die Frage: Wie kann ich als betroffener Laie einschätzen, welcher Therapeut für mich gut wäre? Die Krankenkassen haben bestimmte Standards festgelegt, durch die sie die Qualität eines Therapeuten zu erkennen glauben. Ihr Kriterium ist die Ausbildung: Hat ein Therapeut eine hinreichende Grundausbildung und eine angemessene psychotherapeutische Zusatzausbildung, die heutigen wissenschaftlichen Kriterien genügt? Als angemessene Grundausbildung wird ein Medizin- oder Psychologiestudium angesehen, als Zusatzausbildung eine psychoanalytische oder verhaltenstherapeutische Qualifikation. Im Klartext bedeutet das: Nur Ärzte und Diplom-Psychologen mit psychoanalytischer oder verhaltenstherapeutischer Zusatzausbildung können heute mit den gesetzlichen Krankenkassen abrechnen; bei allen anderen Therapeuten werden die Kosten in der Regel nicht übernommen. Diplom-Psychologen mit anerkannter Zusatzausbildung dürfen den Titel »Psychologischer Psychotherapeut« führen, Ärzte mit entsprechender Weiterqualifikation nennen sich »Ärztliche Psychotherapeuten«. Andere Titel wie »Psychologischer Berater« oder »Lebensberater« sind nicht gesetzlich geschützt, d.h., jeder darf sich so nennen und ein entsprechendes Schild an seiner Tür anbringen.

Für Betroffene, die einen Therapeuten suchen, kann die Art der Ausbildung nicht das einzige Kriterium bei der Therapeutensuche sein. Auch andere Faktoren wie Geschlecht, Sympathie, Nähe zum Wohnort, Dauer der Wartezeit usw. spielen eine wichtige Rolle. Daneben ist es nach unserer Erfahrung auch wichtig, wie gut sich der Therapeut mit der Borderline-Problematik auskennt, ob er mit Traumafolgen angemessen umgehen kann usw.

Bei der Suche nach einem Therapeuten ist es hilfreich, sich vor dem Erstgespräch bestimmte Fragen zu überlegen, um die Entscheidungsfindung zu vereinfachen. Für jeden sind andere Fragen wichtig. Wir haben deshalb einige zusammengestellt, die Betroffene bei der Therapeutensuche beschäftigen. Sie sollen als Anhaltspunkte bei der Suche nach individuellen Fragen dienen:

- Haben Sie schon mit Borderline-Patienten gearbeitet?
- Welche Ausbildung haben Sie auf diesem Gebiet? Nach welchem Ansatz arbeiten Sie (psychoanalytisch, verhaltenstherapeutisch usw.)?
- Wie würden Sie sich in das Thema einarbeiten, wenn Sie bisher noch nicht mit Borderline-Patienten gearbeitet haben?
- Integrieren Sie auch körpertherapeutische Verfahren in die therapeutische Arbeit? Und wenn ja – wie sehen diese aus?
- Was kostet eine Therapiesitzung? (Zahlt die Krankenkasse?)
- Sind Sie auch außerhalb der Therapiestunden telefonisch erreichbar? Ist es möglich, im Notfall kurzfristig eine Sitzung zu vereinbaren?
- Ist es für Sie in Ordnung, wenn ich mehr als eine therapeutische Anlaufstelle habe?
- Mit welchen Einrichtungen arbeiten Sie ggf. zusammen?
- Darf ich den Kontakt zu Ihnen auch halten, wenn ich doch noch einmal in die Klinik muss?
- Dürfen Selbstverletzung und Suizidgedanken in der Therapie angesprochen werden?
- Gibt es eine Vertretung während Ihrer Urlaubszeit?
- Haben Sie Supervision?
- Können Sie mir eine Anlaufstelle empfehlen, die ich aufsuchen kann, wenn es mir während der Wartezeit bis zum Beginn schlecht geht?

Es ist völlig legitim, vor der Entscheidung bei mehreren Therapeuten Erstgespräche zu führen. Auch wenn es einem schlecht geht, darf man wählen und muss nicht aus der Not heraus nach dem erstbesten Strohhalm greifen. Therapie ist eine Dienstleistung und letztlich zahlt die Krankenkasse (oder man selbst) dafür auch eine ganze Menge Geld (eine Therapiestunde kostet zwischen 60 und 150 Euro).

Um unterschiedliche Therapeuten vergleichen zu können oder einen besseren Überblick nach dem Gespräch mit einem Therapeuten zu haben, kann es hilfreich sein, sich eine Liste mit Vor- und Nachteilen zu machen. Auf einer solchen Liste können Punkte wie Wartezeit, äußere Bedingungen, Atmosphäre, aber auch völlig subjektive Eindrücke wie Sympathie oder Antipathie gewichtet werden.

Natürlich geht es darum, denjenigen Therapeuten zu finden, der für einen selbst am geeignetsten ist. Trotzdem sollte man nicht zu kritisch sein, die Anforderungen nicht unerfüllbar hoch schrauben. Es wird sicher nicht einfach, einen Therapeuten zu finden, der alle Kriterien, die man sich vorher vorstellt hat, erfüllen kann. Man sollte sich überlegen, an welcher Stelle man bereit ist Kompromisse zu machen. Andernfalls wird die Suche recht frustrierend und auch ergebnislos verlaufen. Dann muss man sich sicher irgendwann fragen, was einen im Augenblick an der Entscheidung hindert, weshalb man es nicht schafft, wenigstens einen Behandlungsversuch bei einem »unvollkommenen« Therapeuten zu wagen.

Auch Therapeuten, die möglicherweise keine Spezialausbildung haben, können manchmal die richtige Anlaufstelle sein. Spontane Sympathie kann ausschlaggebender sein als viele Titel. Forschungsergebnisse belegen klar, wenn die Beziehung – also die Chemie stimmt –, trägt das zum Gelingen einer Therapie maßgeblich bei. Nicht selten hat sich für Betroffene aber auch ein Therapeut, den man sich selbst zunächst nie ausgesucht hätte, als absoluter Glücksgriff herausgestellt. Eine Betroffene beschreibt, dass sie sich oft Therapeuten ausgesucht habe, die ihr »sehr ähnlich« waren. Sie hat die Erfahrung gemacht, dass diese Kontakte, die auf der »gleichen Wellenlänge« begannen, über kurz oder lang sehr schwierig wurden. Andersherum hat sie manchmal auch Fachleute kennengelernt, die so anders als sie selbst waren, dass sie sich einen näheren Kontakt gar nicht vorstellen konnte. Eben diese Kontakte haben sich dann aber erstaunlicherweise zu tragenden Beziehungen entwickelt, obwohl sie ursprünglich erst mal gar nicht dafür offen war. Natürlich ist es wichtig, auf die »innere Stimme« zu hören und auch Abneigung ernst zu nehmen. Trotzdem sollten sich Betroffene überlegen, ob sie einen Therapeuten vielleicht nur deshalb ablehnen, weil sie instinktiv spüren, dass er heikle Themen ansprechen könnte. Gerade das könnte ja langfristig hilfreich sein.

Auf jeden Fall sollte man die Suche nach einem Therapeuten nicht unter Druck angehen. Fast überall haben Therapeuten lange Wartezeiten, sechs bis neun Monate sind keine Seltenheit. Daher ist es sinnvoll zu sehen, welche (kostenlosen) Angebote es gibt, um die Zeit bis zum Therapiebeginn durchhalten zu können. Überbrückungsangebote machen beispielsweise Sozialpsychiatrische Dienste, Beratungsstellen der Kirchen und Wohlfahrtsverbände oder Frauenberatungsstellen. Adressen von geeigneten Beratungsstellen lassen sich bei Gesundheitsämtern erfragen oder in den »Gelben Seiten« der örtlichen Telefonbücher oder im Internet finden.

Neben der Psychotherapie gibt es für Borderline-Betroffene weitere Unterstützungsmöglichkeiten, die größtenteils auch von den Krankenkassen übernommen werden. Dazu gehören die ambulante Soziotherapie, die Ergotherapie und in manchen Regionen aufsuchende Psychiatrische Pflege. Auch Unterstützung beim Wohnen ist über Betreute Wohngemeinschaften oder Betreutes Einzelwohnen möglich.

Welche Therapieform ist die richtige für mich?

Therapieformen gibt es so viele wie Therapeuten. Jeder arbeitet je nach seiner Persönlichkeit ein bisschen anders und es kommt darauf an, aus dem Angebot denjenigen herauszufinden, der für die aktuellen Probleme und Themen der richtige Ansprechpartner ist. Heute gibt es eine Fülle von Therapieverfahren, die meisten Therapeuten habe eine Ausbildung in einem oder mehreren dieser Verfahren, sei es nun Verhaltenstherapie, Psychoanalyse, Gestalttherapie, systemische Therapie, Körpertherapie, Hypnose usw. Viele Therapeuten haben darüber hinaus kleinere Zusatzausbildungen gemacht, beispielsweise in autogenem Training oder anderen Entspannungsverfahren, die das therapeutische Repertoire noch erweitern. All diese Therapieverfahren wurden nicht in erster Linie für die Arbeit mit Borderline-Betroffenen entwickelt. Therapeuten mit diesen Ausbildungen wandeln die Methoden dann für die jeweilige Klientengruppe ab. Es würde hier zu weit führen, alle verschiedenen Therapieverfahren vorzustellen. Es gibt beispielsweise von der Bundespsychotherapeutenkammer eine Broschüre, *Wege zur Psychotherapie*, die man auch im Internet herunterladen kann.

Erst seit einigen Jahren gibt es erste psychotherapeutische Konzepte, die speziell für die Arbeit mit Borderline-Klienten entwickelt wurden. Die bekanntesten heißen Dialektisch-Behaviorale Therapie (DBT), Übertragungsfokussierte Therapie (TFP), Schematherapie und Mentalisierungsbasierte Therapie (MBT). Für viele Betroffene sind die meisten borderline-spezifischen Methoden vor Ort nicht verfügbar, weil sie speziell ausgebildete Therapeuten voraussetzen. Im deutschsprachigen Raum hat sich seit etwa 15 Jahren die Dialektisch-Behaviorale Therapie (DBT) durchgesetzt. Die meisten stationären Borderline-Programme im deutschsprachigen Raum arbeiten mit diesem Konzept und auch der Großteil der auf die Borderline-Behandlung spezialisierten niedergelassenen Psychotherapeuten dürfte die DBT-Methode anwenden. Viele Ideen in diesem Buch sind durch dieses Therapieverfahren inspiriert worden. Diese Methode ist heute, von einigen ländlichen Regionen abgesehen, für den Großteil der Betroffenen verfügbar, auch wenn lange Wartezeiten gerade für die ambulante Behandlung weiterhin in Kauf genommen werden müssen.

Die Dialektisch-Behaviorale Therapie → Die DBT ist ein hochstrukturiertes Therapieverfahren, das aus verschiedenen Bausteinen besteht. Parallel zur Einzeltherapie findet eine Gruppentherapie statt, die wiederum aus verschiedenen Elementen wie Achtsamkeitsübungen, Umgang mit Gefühlen und Förderung zwischenmenschlicher Fähigkeiten besteht. Einzel- und Gruppentherapeut sind verschiedene Personen. In bestimmten Situationen gibt es darüber hinaus die Möglichkeit von Telefonkontakten. Die DBT findet zumeist im stationären Rahmen statt. Erst in wenigen Regionen wird sie gegenwärtig auch schon ambulant angeboten. Der Begriff »Dialektik« (Auflösung von Gegensätzen) bedeutet, dass in der Therapie die Schwarz-Weiß-Malerei überwunden und stattdessen gelernt werden soll, dass verschiedene Ansichten gleichzeitig richtig sein können. Zudem bedeutet dialektisch, dass es in der Therapie nicht nur um Veränderung geht, sondern auch darum, bestimmte Erfahrungen und Erlebnisweisen als gegeben zu akzeptieren. Mit dem Wort »behavioral« wird betont, dass dieses Therapieverfahren ganz konkret am *Verhalten* der Betroffenen ansetzt und sich nicht in erster Linie mit dem Verstehen lebensgeschichtlicher Gegebenheiten beschäftigt.

Vor allem die DBT, aber auch die Schematherapie haben sich in Studien als besonders wirkungsvoll herausgestellt. Dabei zeigte sich, dass mindestens 50 Prozent der Betroffenen mit diesen Therapieverfahren gut geholfen werden kann.

Informationen zu Therapieangeboten der DBT finden sich auf der Webseite des Dachverbandes (www.dachverband-dbt.de).

Nicht als Konkurrenz zu psychotherapeutischen Verfahren, sondern als Ergänzung zu Therapie und Selbsthilfe versteht sich das Trainingsprogramm STEPPS (Systems Training of Emotional Predictibiliy and Problem Solving = Problemlösen systematisch trainieren). In einem 20-wöchigen, ambulanten Trainingsprogramm können sich die Teilnehmenden Möglichkeiten erarbeiten, die eigenen Ressourcen gezielt(er) für sich selbst einzusetzen. Das Konzept wurde in den USA von Fachleuten gemeinsam mit Betroffenen konzipiert und ist im deutschsprachigen Raum seit etwa zehn Jahren an einigen Orten verfügbar. Wirksamkeitsstudien haben ergeben, dass die Betroffenen durch das Training befähigt werden, besser mit ihren Gefühlen umzugehen, Beziehungen konstruktiver zu gestalten und wieder mehr Möglichkeiten haben, ihren Alltag für sich gut aufzubauen. Der 2009 gegründete Dachverband STEPPS verfügt ebenfalls über eine Webseite (www.dachverband-stepps.de).

Welche Klinik ist die richtige für mich?

Nicht immer ist ein Klinikaufenthalt langfristig planbar. Findet man sich nach einem Suizidversuch auf einer geschlossenen Station wieder, so ist man meist zunächst einmal in der regional zuständigen (pflichtversorgenden) Klinik untergebracht, ohne sich das selbst ausgesucht zu haben. Viele Borderline-Patienten kommen häufig in Akutsituationen immer mal wieder auf diese Stationen und es kann daher sinnvoll sein, mit den Ärzten in der Klinik Absprachen darüber zu treffen, welche Maßnahmen im Fall einer Behandlung als hilfreich empfunden werden und was man grundsätzlich ablehnt (zum Beispiel Fixierung, bestimmte Medikamente). Näheres dazu im Kapitel »Absprachen treffen«.

Sobald es einem besser geht, sollte man gemeinsam mit den Ärzten oder Therapeuten überlegen, ob eine Verlegung in eine geeignete Fachklinik oder auf eine Spezialstation sinnvoll ist. Unter Umständen ist es möglich, gemeinsam mit dem Sozialarbeiter oder jemandem vom Pflegeteam unterschiedliche Einrichtungen zu besuchen, um sich ein Bild machen zu können.

Anders stellt sich die Situation dar, wenn man sich bewusst entscheidet, eine länger dauernde stationäre Therapie zu machen. Die Gründe dafür können unterschiedlich sein: Vielleicht sind im ambulanten Rahmen Probleme zur Sprache gekommen, deren Bearbeitung im Schutz einer stationären Therapie besser möglich ist. Vielleicht ist es wichtig, Abstand vom Umfeld zu bekommen, um sich besser auf sich konzentrieren zu können. Vielleicht wird es auch zunehmend schwerer, den Alltag zu bewältigen, ohne in lebensgefährliche Situationen zu geraten.

Wir denken, dass das Wichtigste für eine erfolgreiche Behandlung vor allem die eigene Motivation ist. Warum will ich in die Klinik? Diese Frage sollte man zunächst einmal nur für sich selbst möglichst ehrlich beantworten, so können einem vertraute Mechanismen klar werden und man kann deutlichere Kriterien für die Auswahl der Klinik (zum Beispiel nach Therapieverfahren) festlegen.

Joel hat für sich festgestellt:

BEISPIEL Nach so vielen erfolglosen Aufenthalten habe ich mich zum Schluss gefragt: Auf was lege ich bei meinem Aufenthalt eigentlich Wert? Will ich meinen »Hintern« retten oder will ich »Ferien« machen? Leider habe ich den »Ernst« eines Klinikaufenthaltes nie erkannt und unterbewusst immer irgendwelche Erwartungen gehabt (zum Beispiel in einer Klinik eine nette Frau kennen zu lernen, eine »Affäre« zu haben, eine Romanze). Mir ist nach all den Jahren bewusst geworden, dass es sich dabei um nicht erfüllte Bedürfnisse aus meiner traumatischen Jugendzeit handelte. Eine Klinik soll kein Ferienlager und keinen Urlaub ersetzen und deshalb sind Kriterien wie die Anzahl der Betten (damit erhöht sich die Möglichkeit auf eine Romanze ...), die Lage (eher abgelegen oder stadtnah, dann kann man öfter mal »einen saufen« gehen ...) total irrational. Ich habe daher schließlich gelernt, mir die Kliniken nach den »Therapieverfahren« auszuwählen.

Mittlerweile gibt es zahlreiche Kliniken, die auf die Behandlung von Menschen mit Borderline-Störung spezialisiert sind oder Spezialstationen anbieten. Ebenso wie im ambulanten Rahmen gibt es auch hier unterschiedliche Therapieansätze. Es lohnt sich, die verschiedenen Kliniken zu vergleichen. Die einfachste Möglichkeit ist, im Internet zu recherieren und sich ggf. Informationsmaterial von unterschiedlichen Einrichtungen schicken zu lassen und dieses zu vergleichen. Nach diesem Schritt werden vermutlich bereits einige Kliniken wegfallen. Manchmal aus scheinbar banalen Gründen, wie der nicht bezahlten Anfahrt zum Erstgespräch durch die Krankenkasse oder weil man selbst lieber in Wohnortnähe Unterstützung haben möchte. Viele Kliniken bieten Betroffenen die Möglichkeit einer Besichtigung der Klinik, der Teilnahme an einer »Vollversammlung« aller Patienten und Therapeuten, wie sie in einigen Kliniken praktiziert wird, oder spezieller Veranstaltungen für Besucher und Interessierte. Das kann eine gute Möglichkeit sein, um ein bisschen von der »Atmosphäre« eines Hauses mitzubekommen.

Auf den Borderline-Seiten und in Klinikbewertungen im Internet finden sich außerdem individuelle Erfahrungsberichte von Betroffenen, die über ihre Erfahrungen als Patienten in verschiedenen Einrichtungen berichten, und auch im Chat ist es möglich, von anderen Betroffenen Informationen über Kliniken zu bekommen (siehe das Kapitel »Selbsthilfe in Gruppen«). Dabei ist es wichtig daran zu denken, dass jeder Mensch unterschiedliche Vorlieben und Bedürfnisse hat. Wenn eine Klinik für meine Freundin Sandra wenig hilfreich war, muss das nicht bedeuten, dass mir das Angebot nicht helfen kann. Wenn man allerdings von mehreren Seiten einen bestimmten Eindruck bestätigt bekommt, sollte man hellhörig werden und genau überlegen, ob das Angebot wirklich passt.

Vor dem Erstgespräch ist es sinnvoll, sich ebenso wie bei der Suche nach einem ambulanten Therapeuten Fragen zu überlegen, die dem (den) Therapeuten gestellt werden können. Ähnlich wie bei der ambulanten Suche nach professioneller Hilfe ist es auch hier wieder gut sich die objektiven, aber auch die subjektiven Eindrücke nach dem Gespräch zu notieren, um sie vergleichen zu können. Jeder hat sicher andere Fragen, folgende erscheinen uns wichtig:

- Nach welchem Therapiekonzept arbeiten Sie?
- Habe ich ein Mitspracherecht bei der Auswahl des Therapeuten (zum Beispiel Mann oder Frau)?
- Wie gehen Sie mit Suizidalität und Selbstverletzungen um?
- Wie lange dauert die Behandlung wahrscheinlich?
- Darf ich den Kontakt zu meinem ambulanten Therapeuten auch während der Klinikzeit halten?
- Gibt es Einzelzimmer? Darf ich mir die Zimmer ansehen?

Wer bereits in ambulanter Therapie ist, sollte all die Fragen im Zusammenhang mit einer Klinikaufnahme gemeinsam mit seinem Therapeuten besprechen.

Fragen im Vorfeld einer Therapie

Leider scheitern viele Borderline-Therapien. Therapieabbrüche sind häufig, viele Therapien enden mit heftiger Wut und bitterer Enttäuschung auf beiden Seiten. Die Klienten stellen fest: »Wieder hat mir niemand helfen können, wieder hat man mich nicht verstanden, wieder bin ich allein. Dieser Therapeut ist einfach nur ein Idiot.« Und auch für die Therapeuten enden Borderline-Therapien häufig mit einem fahlen Beigeschmack: »Was habe ich falsch gemacht, dass die Therapie gescheitert ist? Ich sollte besser nicht mehr mit Borderline-Patienten arbeiten, das ist mir einfach zu frustrierend.«

Zahlreiche Betroffene haben uns aber auch von ihren guten Therapieerfahrungen berichtet, von langjährigen Therapien, in denen sich viel getan hat. Therapeuten sind also nicht vom Mars und Borderline-Klienten nicht von der Venus, sondern es gibt bestimmte Bedingungen, die eine Therapie leichter gelingen lassen als andere. Künftige Klienten können schon im Vorgespräch oder in den Erstgesprächen viel tun, damit eine Therapie möglichst erfolgreich ist.

Wir möchten hier einige Punkte vorstellen, die zu Beginn der Therapie angesprochen werden können. Die Verantwortung für die Klärung dieser Punkte liegt in unseren Augen in erster Linie beim Therapeuten, der aber auf eine Unterstützung vom Betroffenen angewiesen ist. Die Klienten sollten schon gleich zu Anfang dem Therapeuten bestimmte Informationen geben, vergleichbar etwa damit, dass man auch seinen Hausarzt von einer bereits bekannten Penicillinallergie in Kenntnis setzen würde, denn jeder weiß, dass eine Behandlung mit dem falschen Medikament fatale Folgen haben kann. Die Information des Therapeuten dient also vor allem dazu, Behandlungsfehler zu verhindern. Bei Borderline sind uns zwei wichtige Fragen immer wieder begegnet:

1. Aus welchen Gründen habe ich (wiederholt) Therapien abgebrochen?

Viele Betroffene kennen ihre Muster recht genau, nach denen es im Freundes- und Bekanntenkreis, aber auch mit Therapeuten zu Beziehungsabbrüchen kommt. Antje berichtet: »Ich bin so leicht kränkbar. Ich habe schon mehrmals eine Therapie abgebrochen, weil sich mein Therapeut an ein wichtiges Detail in meinem Leben nicht mehr erinnern konnte. Ich war dann einfach so enttäuscht.« Schade, wenn eine Therapie aus einem solchen Grunde scheitert, vor allem dann, wenn die Beziehung vorher eigentlich gut war.

Viele Betroffene haben schon zu Beginn der Therapie Angst vor dem Ende. Lisa weiß zum Beispiel von sich: »Wenn ich auch nur denke, der Therapeut könnte mich an die ›frische Luft‹ setzen, provoziere ich Ärger und verschwinde, anders kann ich Abschied nicht ertragen.« Um das zu vermeiden, sollten schon zu Beginn der Therapie bisherige Therapieabbrüche besprochen werden. In der DBT ist das eines der ersten Therapiethemen. Zur Vorbereitung auf ein Erstgespräch kann es also sehr hilfreich sein, sich das eigene Therapie-Abbruchmuster klar zu machen, um das gleich zu Beginn zu besprechen. Viele Betroffene brauchen tatsächlich einige Therapieabbrüche, mit Pauken und Trompeten, bis sie »die Kurve« kriegen, ihr destruktives Muster erkennen können und bereit sind, einen wirklichen Vertrauensvorschuss zu geben.

2. Kann ich offen sagen, dass ich bei mehreren Fachleuten gleichzeitig Unterstützung suche?

Für viele Personen mit Borderline reicht die Unterstützung durch einen Therapeuten (zeitweise) nicht aus, sie brauchen mehrere Bezugspersonen. Lange Zeit haben Fachleute das mit großem Argwohn beobachtet und ein solches Verhalten als Widerstand gegen die Therapie gedeutet oder aus Angst vor so genannten Spaltungsphänomenen abgelehnt. Heute gibt es viele therapeutisch Tätige, die die Notwendigkeit mehrerer Bezugspersonen bei Borderline-Klienten verstehen und akzeptieren. Trotzdem ist es wichtig, mit offenen Karten zu spielen und ehrlich von weiteren professionellen Kontakten zu berichten. Nur so kann geklärt werden, welche Aufgabe dem jeweiligen Therapeuten zukommt. Eine Behandlung durch gleich zwei Psychotherapeuten wäre beispielsweise wenig sinnvoll, eine parallel laufende Begleitung einer Sozialarbeiterin eines Sozialpsychiatrischen Dienstes neben den Kontakten zum Therapeuten oder ergotherapeutische Therapietermine aber durchaus denkbar.

Wichtig ist, von Anfang an zu klären, wer wen über Absprachen oder Veränderung der Bedingungen informiert. Optimalerweise sind Betroffene selbst die »Case Manager«, die dafür sorgen, dass die für sie wichtigen Unterstützungspersonen angemessen informiert sind. Möglicherweise sind kreative Ideen nötig, um eine Unterstützung durch mehrere professionelle Anlaufstellen effektiv zu gestalten. Statt jeden Helfer zu Beginn eines Termins zunächst »upzudaten«, kann es eine bessere Idee sein, in regelmäßigen Abständen ein Gespräch mit allen Beteiligten gemeinsam zu führen. So kann verhindert werden, dass die Betroffenen etwa den Therapeuten darüber informieren müssen, welche alltagspraktischen Hilfen in der Begleitung durch einen Sozialarbeiter erarbeitet wurden. Darüber hinaus wird es dann nicht so leicht zu den von Therapeuten gefürchteten Spaltungsphänomenen kommen. Wenn der therapeutische Rahmen jedoch nicht die Möglichkeit bietet, »alle an einem Tisch« zu versammeln und Zuständigkeiten klar abzugrenzen, ist davon abzuraten, mehrere professionelle Helfer parallel zu besuchen, weil das letztlich schnell in einem Desaster enden kann.

Medikamente

Viele Borderline-Betroffene machen irgendwann im Laufe ihrer Erkrankung Erfahrungen mit Medikamenten. Thekla beschreibt das für sich so: »Die Medikamente stellten damals den Hauptbestandteil der Therapie auf der offenen psychiatrischen Station dar und so ist es natürlich heute noch. Es ist eine vermeintlich schnelle Therapieform. Wenn man unklar diagnostiziert ist, so findet sich in der Psychiatrie eine passende Pille, denn die Chemie bietet da viel: eine Pille für die Stimmung, für den Lebenshunger, für den Schlaf, gegen die Angst und schließlich für die schwierige Persönlichkeit.«

Die »Anti-Borderline-Pille« ist bis heute nicht erfunden worden und auch der Versuch der Fachleute in der Vergangenheit, unterschiedliche Psychopharmaka gegen unterschiedliche Einzelsymptome parallel zu verabreichen – sozusagen als Borderline-Cocktail –, hat sich als nicht sinnvoll erwiesen. In der gegenwärtigen Behandlungspraxis orientiert sich die Medikation an den aktuellen psychischen Schwierigkeiten. Wenn jemand depressiv ist, wird ein Mittel gegen Depression vorgeschlagen, bei Angst ein Medikament gegen Angst. Gerade neuere Antidepressiva scheinen von vielen Betroffenen als sehr hilfreich erlebt zu werden. Die medikamentöse Unterstützung hat natürlich deutliche Grenzen, denn nicht gegen jedes unangenehme

Empfinden lassen sich Medikamente einsetzen – und häufig ist das auch gar nicht wünschenswert, denn so verlieren wir schnell unsere eigene Fähigkeit, mit Gefühlen und Belastungen zurechtzukommen. Trotzdem profitieren viele Betroffene von Medikamenten.

Auch wer Medikamente nimmt, sollte weiterhin seine Selbsthilfemöglichkeiten nutzen. Im Bezug auf Medikamente ist den meisten Betroffenen zudem ein möglichst hoher Grad an Selbstbestimmung wichtig. Die amerikanische Selbsthilfevertreterin Patricia Deegan hat sehr gute Ratschläge für Betroffene erarbeitet, um einen möglichst selbstbestimmten Umgang mit Medikamenten zu garantieren. Folgende ihrer Vorschläge finden wir auch für Borderline-Betroffene sehr hilfreich:

Gebrauche Medikamente als Werkzeug → Es gibt keine »Zauberpillen«. Medikamente einfach nur zu schlucken und dann zu hoffen, dass Heilung passiert, funktioniert in den meisten Fällen nicht. Medikamente können helfen, wieder festen Boden unter die Füße zu bekommen, und Symptome abschwächen, die handlungsunfähig machen. Sie ersetzen aber keine Eigenaktivität. »Ein Medikament kann manchmal Türen öffnen, aber es braucht immer mutige Menschen, die durch diese Türen schreiten«, sagt P. Deegan. Es ist weder hilfreich, Medikamente zu verteufeln, noch sie zu idealisieren. Medikamente einzunehmen ist auch kein Zeichen von Schwäche. Medikamente sind kein Eingeständnis von Versagen, sondern die Wahl einer Hilfsmöglichkeit, um mit bestimmten Schwierigkeiten besser zurechtzukommen.

Nutze dein Mitspracherecht → Durch ihre Ausbildung wissen Ärzte zwar viel über Medikamente, aber sie wissen nicht automatisch, welche Tablette wirklich für die einzelnen Betroffenen gut ist. Wie jeder andere Therapieansatz funktioniert die Behandlung mit Medikamenten nur, wenn die Betroffenen beteiligt sind. Nur wenn der Arzt bereit ist, über die Wirkungen und Nebenwirkungen von Medikamenten aufzuklären und ein Mitspracherecht einzuräumen, ist ein längerfristiger Behandlungserfolg zu erzielen. Arzt und Betroffener sollten gemeinsam entscheiden, welches Medikament gerade sinnvoll ist. Dazu muss der Arzt den Patienten über verschiedene Möglichkeiten aufklären und Vor- und Nachteile beschreiben. Es ist gut, wenn der Betroffene genau formulieren kann, für welche Schwierigkeit er medikamentöse Unterstützung sucht. Letztlich kann nur er entscheiden, welche Nebenwirkungen er bereit ist zu akzeptieren und ob er das vorgeschlagene Medikament nehmen möchte. Es ist wichtig, Unsicherheiten oder eine Ablehnung offen mit dem Arzt zu besprechen und nicht so zu tun, als ob man das Medikament nimmt, und es dann letztlich doch in den Abfalleimer zu werfen.

Informiere dich über Medikamente → Jeder Patient hat das Recht, von seinem Arzt über die Medikamente informiert zu werden. Daneben können Betroffene natürlich auch weitere Informationsquellen wie Erfahrungen anderer Betroffener nutzen.

Nahe liegend und einfach ist es, zunächst einmal den Beipackzettel zu lesen. Auf diesem Beipackzettel findet sich eine Auflistung von Haupt- und Nebenwirkungen. Dort werden die bekannten, eventuell auch im Einzelfall auftretenden Nebenwirkungen aufgeführt und man sollte nicht gleich vor Schreck das Medikament absetzen. Auch ein vermeintlich »harmloses« Mittel wie eine Kopfschmerztablette hat unzählige Nebenwirkungen, aber auch die treten nicht alle gleichzeitig und bei jedem auf. Dennoch ist es sinnvoll, sich über das Risiko der Nebenwirkungen zu informieren. Es ist wichtig, nicht zu viel Energie in allzu detaillierte Informationen über Medikamente zu stecken. Die Informationen auf dem Beipackzettel, von anderen Betroffenen und vom Arzt reichen aus, um sich ein umfassendes Bild zu verschaffen.

Letztlich gehört zu einer guten Medikation immer eine gute Beziehung zum Arzt. Wer Fragen zu seinen Medikamenten hat, sollte die mit seinem Arzt klären (können).

Überlasse das Gespräch mit dem Arzt nicht dem Zufall → Es ist sinnvoll, sich auf einen Arztbesuch vorzubereiten und zu überlegen, welche Fragen man zu den Medikamenten hat. Je strukturierter die Gedanken und Anliegen sind, desto einfacher ist es auch, befriedigende Antworten zu bekommen. Wer gefragt wird, wie es ihm mit dem Medikament geht, sollte seine Erfahrungen präzise beschreiben und sagen, was gut ist, aber auch, welche Nebenwirkungen ihn beeinträchtigen. Man sollte es nicht bei einem »Na ja, ist nicht so toll« bewenden lassen.

Es ist in Ordnung, mit Stift und Papier in der Sprechstunde zu erscheinen und sich an einem »Spickzettel« mit Fragen zu orientieren, um nichts zu vergessen. Es gibt keine dummen Fragen. Oftmals verwenden Ärzte Fachausdrücke, die für sie geläufig sind, und merken dabei gar nicht, dass der Laie nicht viel versteht. Es ist wichtig, dann immer wieder nachzufragen und sich Fremdwörter erklären zu lassen.

Es gibt Betroffene, die ein Medikamententagebuch führen. Darin notieren sie sich, welche Mittel in welcher Dosierung gegen welche Symptome verschrieben wurden und wie lange sie das Medikament eingenommen haben. Beim Gespräch mit dem Arzt kann dieses Tagebuch vermeiden, wirkungslose oder schädigende Medikationsversuche zu wiederholen.

Eine Sache soll an dieser Stelle der Vollständigkeit halber erwähnt werden: Tranquilizer bei denen die Gefahr einer Abhängigkeit in besonderem Maße gegeben ist, sollten bei Borderline-Betroffenen nur in absoluten Ausnahmefällen verordnet werden. Niemand braucht neben einer Borderline-Erkrankung noch eine Medikamentenabhängigkeit. Also auch hier genau schauen, um welche Medikamentengruppe es sich handelt. Beruhigungsmittel sollten ein Grund zur Beunruhigung sein, auch wenn sie sich manchmal als die scheinbar einfachste Lösung anbieten.

Anregungen

Was wünsche ich mir von einem Therapeuten? Welche dieser Vorstellungen sind realistisch und welche nicht?

Aus welchen Gründen habe ich bisher Therapien abgebrochen?

Welche für mich hilfreichen Anregungen habe ich im Buch zum Umgang mit Medikamenten bekommen?

Traumaerfahrungen: sich selbst besser verstehen

Wenn es bei mir zu Erinnerungen an das Trauma kommt, versuche ich, ganz behutsam mit mir umzugehen, mich selbst zu trösten und mir zu sagen, dass ich jetzt erwachsen bin und dass das Schlimmste vorbei ist: Ich lebe. Allein das beweist, dass ich stark bin, dass ich Dinge überlebt habe, die schlimm waren. Es gibt ein Leben mit den traumatischen Erinnerungen, es ist schwer, aber es hat auch seine schönen Seiten.

Petra

Im Alter von knapp vier Jahren setzte mich mein Vater nachts im Winter barfuß und im Nachthemd im Wald aus, weil ich nicht schlafen wollte. Er zerstörte durch diese Erziehungsmaßnahme mein Selbstwertgefühl und mein Vertrauen, noch bevor sie begonnen hatten zu reifen. Dieses Gefühl des »Weggeworfenseins« hat mich mein Leben lang begleitet und war die Basis für alles, was danach kam.

Katharina

Ein Zipfelchen Kindheitserinnerung ziehe ich unter Protest aus meinem Inneren und gegen besseres Wissen aus der Ecke. Ich sehe, wie die Gegenwart verschwimmt, meine Ebenen verrutschen. Der Film der Vergangenheit kostet unendlich viel Kraft. Die Augen der anderen spiegeln den Schmerz, der zu meinen Kindheitserlebnissen passen muss. Ich bin erschrocken, habe aber keine gefühlsmäßige Verbindung zu dem gespiegelten Schmerz.

Lisa

Von Trauma (= Wunde, seelische Erschütterung oder Schock) wird dann gesprochen, wenn Menschen einer für sie äußerst bedrohlichen Situation vollkommen ausgeliefert sind, d. h., sie können weder fliehen noch dagegen ankämpfen. Viele Borderline-Betroffene haben in ihrer Kindheit und Jugend solche traumatischen Erfahrungen gemacht. In der Traumasituation waren sie vollkommen hilflos und auch später sind sie den negativen Erinnerungen und emotionalen Reaktionen ausgeliefert. Die Selbsthilfemöglichkeiten in Bezug auf Traumaerfahrungen sind daher meistens sehr begrenzt. Betroffene können es allerdings lernen, die Folgen von Traumatisierungen besser zu kontrollieren, zum Beispiel indem sie sich vor Situationen schützen, die negative Erinnerungen wieder wachrufen oder Ähnlichkeiten zu früheren Traumatisierungen aufweisen.

Für Menschen mit Traumaerfahrungen ist es aber wichtig, zu verstehen, was mit ihnen geschieht: Wodurch werde ich wieder an das Trauma erinnert? Warum geht es mir plötzlich wieder schlecht? Woher kommt die Angst gerade jetzt?

Wir möchten daher in diesem Kapitel in erster Linie Informationen über die Folgen von Traumatisierungen vermitteln, um das eigene Verhalten und Erleben besser zu verstehen und sich der Dynamik weniger hilflos ausgeliefert zu fühlen.

Dieses Kapitel zu lesen kann für Betroffene sehr »aufwühlend« sein, vielleicht werden Erinnerungen wach, die schmerzhaft sind. Möglicherweise lösen einzelne Wörter beängstigende Bilder aus. Wir finden es daher wichtig, beim Lesen in sich hineinzuhorchen und das Buch beiseite zu legen, wenn es einem zu viel wird. Dieses Kapitel kann auch ausgelassen werden. Es ist für das Gesamtverständnis des Buches nicht notwendig, dieses Kapitel zu einem bestimmten Zeitpunkt zu lesen.

Borderline-Erfahrene neigen dazu, ihre eigenen Grenzen nur schlecht wahrzunehmen und sie häufig zu überschreiten. Dies gilt besonders für die Beschäftigung mit dem Traumathema, denn so belastend die damit verbundenen Erfahrungen auch sein mögen, das Thema hat für viele eine ganz besondere Anziehungskraft.

Wir raten dringend davon ab, Traumaerfahrungen »auf eigene Faust« oder in Selbsthilfegruppen zu bearbeiten. Betroffene sollten ihre traumatischen Erlebnisse nur in geschütztem Rahmen unter Begleitung von erfahrenen Therapeuten bearbeiten, denn es besteht die Gefahr, dass solche Erinnerungen schnell eine Eigendynamik entwickeln, aus der man sich ohne professionelle Hilfe nur schlecht befreien kann.

Traumatisierungen hinter verschlossenen Türen

In den Tagen nach dem 11. September 2001 wurde in den Medien immer wieder von der Notwendigkeit der Unterstützung der traumatisierten Menschen gesprochen, die den Anschlag auf das World Trade Center aus nächster Nähe miterlebt oder überlebt hatten. Dort waren viele Menschen gleichzeitig von einem traumatischen Erlebnis betroffen. Die Bilder gingen um die Welt und jeder konnte leicht verstehen, wie belastend solche Erfahrungen für die Betroffenen sein mussten und dass Hilfe durch Fachleute dringend nötig war, um die schrecklichen Eindrücke zu verarbeiten. Ähnlich ergeht es uns bei Berichten über Amokläufe, Terroranschläge oder schwere Naturkatastrophen.

Im Gegensatz dazu haben viele Borderline-Betroffene Katastrophen erlebt, die sozusagen hinter verschlossenen Türen stattfanden. Oft liegen die Traumaerfahrungen lange zurück und es gibt keine Zeugen, die beispielsweise einen sexuellen Missbrauch bestätigen könnten. Deshalb werden die Schilderungen der Betroffenen häufig nicht richtig ernst genommen, manchmal trauen sie ihren eigenen Erinnerungen nicht. Viele von ihnen fühlen sich sogar schuldig für etwas, für das sie keine Verantwortung tragen.

Heute wissen wir, dass etwa 70 Prozent aller Personen mit Borderline schwere Traumata erlitten haben. Sexueller Missbrauch in der Kindheit ist eine häufige, aber nicht die einzige Traumatisierung. Viele Betroffene haben auch Gewalterfahrungen, frühe Vernachlässigung und emotionalen Missbrauch erlitten. Je früher solche Traumatisierungen stattgefunden haben, desto schädigender scheinen sie zu wirken. Heute diskutieren Fachleute darüber, ob viele Borderline-Erkrankungen nicht überhaupt Spätfolgen bzw. Ausdruck der psychischen Verarbeitung von schweren Traumaerfahrungen sind. Möglicherweise werden unter dem Krankheitsetikett Borderline ganz verschiedene Störungen zusammengefasst, die eigentlich eine sehr unterschiedliche Symptomatik haben und auch einer unterschiedlichen Behandlung bedürfen. So zeigt sich, dass Betroffene mit Traumaerfahrung teilweise unter ganz anderen Symptomen leiden als Betroffene ohne Traumaerfahrung. Einzelne Fachleute haben daher vorgeschlagen, für jenen Teil der Betroffenen mit Traumata nicht mehr den Begriff »Borderline« zu verwenden, sondern von einer »Chronifizierten Belastungsreaktion« zu sprechen. Damit soll deutlich gemacht werden, dass die Symptomatik in erster Linie eine dauerhafte Reaktion auf die erfolgte Belastung darstellt.

Traumasymptome

Bei traumatisierten Menschen kommt es häufig zu verschiedenen Gefühlen wie Todesangst, Verzweiflung, Ohnmacht, Ekel, Schmerz,

Scham, die über sie unkontrolliert hereinbrechen und auch innerhalb kurzer Zeit wechseln können.

Viele Menschen, die traumatische Erfahrungen hinter sich haben, entwickeln verschiedenste Symptome, die bei manchen nach kurzer Zeit wieder abklingen, bei anderen lebenslang anhalten. Folgende Reaktionen sind häufig:

Sich aufdrängende Erinnerungen → Sehr häufig kommt es dazu, dass die traumatischen Szenen immer wieder erinnert werden, beispielsweise in nächtlichen Alpträumen oder in plötzlichen Bildern oder auch in ganzen Szenen, die sich vor dem inneren Auge in einer solchen Intensität abspielen, dass sie sehr real wirken. Die Erinnerungen dringen regelrecht in den Betroffenen ein, weshalb Fachleute von den so genannten intrusiven (= eindringenden) Symptomen oder auch von »Flashbacks«, den wie real erscheinenden Erinnerungsblitzen, sprechen. Eine Betroffene beschreibt diese Flashbacks als »Einfälle«, als Bilder, die im wahrsten Sinne des Wortes in sie ein-fallen. Handlungsunfähig erlebt sie sich dann wieder als kleines Mädchen, das den Misshandlungen an der jüngeren Schwester zusehen muss, ohne etwas tun zu können.

In einer gesunden Traumaverarbeitung scheint die Erinnerung durch diese Wiederholung langsam überwunden zu werden. Wenn das Trauma jedoch zu stark war oder die Verarbeitung aus verschiedenen Gründen nicht gelingen konnte, wiederholt sich die Erinnerung, ohne in ihrer Intensität nachzulassen – unter Umständen jahre- oder jahrzehntelang. Auch körperliche Reaktionen wie Hitzegefühle, Kälteschauer, Atembeschwerden, Beklemmungsgefühl oder Schmerzen können auftreten und sind häufig ein Ausdruck bestehender Angst. Vielfach drückt der Körper das aus, was die Betroffenen verbal nicht ausdrücken können. Eine Betroffene hatte bis zum Beginn ihrer Therapie unzählige Unterleibsoperationen, keiner konnte sich erklären, weshalb immer wieder dieser Bereich ihres Körpers betroffen war. Erst in der Therapie gelang es ihr, einen Zusammenhang zwischen den körperlichen Beschwerden und ihren traumatischen Kindheitserlebnissen herzustellen.

Schutz vor negativen Gefühlen → Ein weiterer Versuch der Psyche, das Trauma zu verarbeiten, besteht darin, die Erinnerung nicht an sich heranzulassen. Reize, die an das Trauma erinnern, werden vermieden, manchmal so intensiv, dass die Betroffenen kaum noch aus dem Haus gehen oder sich von anderen Menschen vollkommen isolieren. Sie wirken dann wie betäubt und erstarrt, depressiv, verschlossen und teilnahmslos. Die Fachleute nennen das häufig »reduzierte Schwingungsfähigkeit« oder »Affektverflachung«. Um sich vor negativen Gefühlen zu schützen, vermeiden es die Betroffenen, überhaupt Gefühle zu empfinden. Nicht nur Angst und Panik verschwinden dann, sondern auch Traurigkeit, Freude oder Interesse. Solche Reaktionsweisen werden von Fachleuten auch als »konstriktive Symptome« bezeichnet, was so viel wie Abschnüren oder Zusammenziehen bedeutet.

Erhöhte Alarmbereitschaft des Körpers → Eine weitere Gruppe von Reaktionen versetzt den Körper in einen ständigen Alarmzustand. Um auf eine erneute Traumatisierung vorbereitet zu sein, sind die Betroffenen ständig seelisch und körperlich angespannt. Sie können sehr reizbar sein oder zu Wutausbrüchen neigen. Auch übertriebene Schreckreaktionen bei gewissen Geräuschen kommen häufig vor, ebenso Schlafstörungen. Konzentrationsstörungen sind nicht selten, denn die Aufmerksamkeit des Gehirns ist nur auf mögliche Anzeichen für eine erneute Traumatisierung ausgerichtet. Da bleibt für Alltagsgespräche, Bücherlesen und anderes oft kein Raum.

Traumaerfahrung als Schlüssel zum Verstehen

Wenn wir verschiedene Borderline-Erlebnisweisen unter dem Blickwinkel der Traumaforschung betrachten, dann ergeben sie plötzlich einen »Sinn«, wirken »logisch« und erscheinen als gesunde und »gute« Reaktionen auf schwere traumatische Erfahrungen. Trotzdem sind nicht alle Borderline-Erlebnisweisen Folgen von Traumatisierungen.

Bei Menschen, die Traumaerfahrungen gemacht haben, hat sich der gesamte Organismus so eingestellt, dass in Zukunft solche Erfahrungen unter allen Umständen vermieden werden sollen. Sie wurden als so bedrohlich erlebt, dass der Körper und die Seele zu sehr vielen Veränderungen bereit sind, damit es nur nie wieder zu solchen Erlebnissen kommt. Diese Veränderungen schützen den Menschen zwar vor Traumaerfahrungen, haben aber auch negative Konsequenzen. Der gesamte Organismus ist in einer ständigen Habtachtstellung, um jederzeit sofort reagieren zu können, wenn es Anzeichen für eine mögliche neue Traumatisierung gibt. Dabei werden auch kleinste Ähnlichkeiten mit der ursprünglichen Traumasituation als gefährlich interpretiert. Dem Organismus ist es lieber, wenn er hundertmal einen Fehlalarm auslöst, als wenn er einmal eine gefährliche Situation übersieht. Alle Reize, die mit der Traumasituation verbunden sind, können zum Auslöser für Angst oder andere Reaktionen werden, auch wenn sie eigentlich nur zufällig mit der Traumasituation in Zusammenhang stehen. Ein junger Mann beispielsweise, der mit seinem Auto von der Straße abgekommen war und in einen Kiefernwald raste, wo er stundenlang eingeklemmt in seinem Fahrzeug steckte, entwickelte noch jahrelang Angstgefühle, wenn er in die Nähe eines Kiefernwaldes kam. So kommt es, dass Betroffene bei Reizen in Panik geraten, die für andere Menschen vollkommen unbedeutend sind. Eine Betroffene geriet immer dann in unerträgliche Ängste, wenn sie hörte, wie ein Reißverschluss geöffnet wurde.

Wir haben Borderline-Betroffene gefragt, welche Situationen und Wahrnehmungen es sind, die sie wieder mit ihrer Traumaerfahrung konfrontieren. Dabei zeigte sich, dass die Auslöser – sie werden auch als »Trigger« bezeichnet – so verschieden sind wie die Traumasituationen selbst. Alle Befragten berichteten jedoch von scheinbar banalen Nebensächlichkeiten, die eine Kette von Erinnerungen in Gang setzen können. So war es bei vielen »nur« ein Geruch oder ein Geräusch oder ein Gefühl. Manche Betroffene beschreiben, wie Personen, die Ähnlichkeit mit denjenigen haben, die ihnen Gewalt angetan hatten, eine Reaktionskette auslösen können. Beispielsweise kann ein Professor, der eine ähnliche Stimme wie der ehemalige Täter hat, enorme Angst auslösen oder der Geruch im Keller erinnert an eine beängstigende Situation in der Kindheit.

Auch das Schwarz-Weiß-Denken bekommt unter dem Blickwinkel von Traumaerfahrungen seinen Sinn. Die Psyche hat sich darauf eingestellt, sehr schnell einzuschätzen, ob jemand gut oder böse ist, ein potenzieller Täter sein könnte. Langes Abwägen ist bei der Gefahr von Traumawiederholungen fehl am Platze. Schnell muss entschieden werden, ob jemand gefährlich werden kann, da ist für Nuancen keine Zeit. Also wird die Welt schwarz und weiß.

Menschen, die in einer für sie ausweglosen Situation sind, in der sie sich selbst ohnmächtig fühlen, entwickeln die Hoffnung, dass jemand kommen und sie retten könnte. Das konnten Forscher bei Menschen mit verschiedenen Traumaerfahrungen beobachten. Wenn man selbst nichts tun kann, liegt es nahe, dass man seine Hoffnung in andere setzt. Das gilt, obwohl die Wahrscheinlichkeit, dass man aus der gefährlichen Situation befreit wird, sehr gering ist. Besser aber, man hofft auf den unwahrscheinlichen Retter, als wenn man alle Hoffnung aufgibt, denn dann ist man der Situation wirklich hoffnungslos ausgeliefert.

Menschen mit Traumaerlebnissen machen also einerseits die Erfahrung, dass sie selbst nichts tun können, und setzen gleichzeitig ihre ganze Hoffnung auf Hilfe von außen. Dieses Verhalten wird auch bei vielen Menschen mit Borderline-Erleben beobachtet. Marsha Linehan nennt es »passive Aktivität«: Der Therapeut oder andere Menschen werden als Retter erlebt und die Betroffenen tun sehr viel, um solche Retter zu finden und sie zu helfendem Verhalten zu bewegen. Wenn sich dann aber zeigt, dass der vermeintliche Retter nicht automatisch die Rettung bringt, schlägt der Mechanismus der Schwarz-Weiß-Malerei zu und der Retter wird zum Bösen. Das ist in gewisser Weise verständlich, denn wenn ich lange auf »Erlösung« von außen gewartet habe und der vermeintliche Retter mir nun auch nicht hilft, dann ist es nahe liegend, dass ich wütend und verzweifelt reagiere.

Trauma und Erinnerung

Viele traumatisierte Menschen können sich an die Traumasituation(en) nur sehr vage erinnern. Die sprachlichen Erinnerungen und Bilder passen unter Umständen nicht zusammen und ergeben kein sinnhaftes Ganzes. Häufig hat das Trauma in so früher Kindheit stattgefunden, dass Sprache noch gar nicht zur Verfügung stand. Daher wurde das Erlebte auch nicht sprachlich abgespeichert. Oft gibt es deshalb bei Betroffenen Erinnerungsbrocken in Form unklarer Bilder und plötzlicher intensiver Gefühle oder Sinneswahrnehmungen wie Gerüche, die das Grauen einer Traumasituation heraufbeschwören, sich aber schlecht benennen oder zuordnen lassen. Das verwirrt zusätzlich. In manchen Zeiten fragen sich die Personen, ob das Erinnerte wirklich vorgefallen ist, sie zweifeln an sich und ihrer Wahrnehmung. Eine Betroffene beschreibt, wie oft sie gedacht hat, alle Erinnerungsfetzen seien nur ein Produkt ihrer übersprudelnden Fantasie, dann sei sie sich aber wieder sehr sicher gewesen, dass sie bestimmte Situationen wirklich erlebt habe, weil Erinnerung und Gefühl sich eindeutig zuordnen ließen.

Um zu verstehen, warum die Erinnerung in Traumasituationen oft eingeschränkt oder einseitig ist, müssen wir etwas ausholen und uns die Arbeitsweise unseres Gedächtnisses genauer ansehen. Grob lassen sich bei uns Menschen zwei Gedächtnisteile unterscheiden, Psychologen sprechen vom expliziten und vom impliziten Gedächtnis. Man könnte auch sagen, es gibt einen »bewussten« und einen »automatischen« Erinnerungsspeicher.

In unserem *expliziten* Gedächtnis sind Erinnerungen gespeichert, die unserem Bewusstsein zugänglich sind. Das sind Erfahrungen, die sich in Worte fassen lassen, dort sind die Geschichten über unser Leben abgespeichert. Deshalb ist es möglich, diese Erinnerungen auch in ein Tagebuch zu schreiben oder anderen Menschen mitzuteilen. Das explizite Gedächtnis vergisst relativ schnell und beim Wieder-Erinnern ist es recht langsam. Das wird beispielsweise deutlich, wenn man versucht sich exakt an lange zurückliegende Ereignisse zu erinnern: »Wie war das doch gleich, damals in der Schule?«

Das *implizite* Gedächtnis funktioniert ganz anders: Es ist für »automatisch« ablaufende Prozesse zuständig. Dort sind Fähigkeiten wie Fahrradfahren oder Klavierspielen abgespeichert, aber auch Geräusche, Gerüche, Bilder und Gefühle. Dieses Gedächtnis erinnert sich sehr lange, bestimmte Erfahrungen werden dort lebenslang gespeichert. Es reagiert sehr schnell, man braucht nicht erst zu überlegen, denn unser Verstand ist bei dieser Erinnerung nicht im Spiel.

Wenn ein Mensch traumatische Erfahrungen macht, dann werden diese in erster Linie im »automatischen« Gedächtnis gespeichert. Das hat für den Organismus den Vorteil, dass er viel schneller reagieren kann, wenn es wieder Anzeichen für eine traumatische Situation gibt. Wenn ein Mensch etwa von jemandem überfallen und ausgeraubt wurde, dann hat er eventuell das Gesicht des Fremden im impliziten Gedächtnis gespeichert. Wenn er diesem Menschen wieder begegnen würde, so könnte er sofort reagieren und davonlaufen, ohne lange zu überlegen: »Ist er es wirklich?«

Diese starke Aktivierung des automatischen Gedächtnisses führt aber dazu, dass das bewusste Gedächtnis deutlich eingeschränkt ist. Diese für die Natur sinnvolle Umstellung des Organismus hat für die betroffene Person einige fatale Nachteile: Die Einschränkung des expliziten Gedächtnisses führt dazu, dass die bewusste Erinnerung etwa des genauen Ablaufs eines Überfalls eingeschränkt ist. Während sich der überfallene Mensch noch ganz genau an den Körperbau des Verbrechers oder den Ort des Überfalls erinnern kann, ist der genaue Ablauf des Ereignisses verschwommen. Weil Opfer das Ereignis nicht genau beschreiben können, wird ihnen manchmal von der Umgebung nicht geglaubt. Außerdem sind die impliziten (automatischen) Erinnerungen häufig nicht an explizite (bewusste) gekoppelt, d. h., es kann zu Reaktionen kommen, die sich der Betroffene selbst nicht erklären kann. Plötzliche Angst, ein rascher Stimmungswechsel oder auch dissoziative Erlebnisformen können durch die Aktivierung solcher impliziter Erinnerungen ausgelöst werden, ohne dass der Betroffene sagen könnte, was bei ihm das starke Gefühl bewirkt hat. Ein solcher Zustand kann sehr verunsichern, denn die Betroffenen werden von diesen Gefühlen geradezu »überfallen«.

Auch die Umgebung reagiert schnell mit Befremden und versucht sich die plötzlichen Gefühlsänderungen zu erklären. Wenn wir uns das Verhalten eines Mitmenschen nicht erklären können, neigen wir dazu, dem anderen eine Absicht zu unterstellen. Deshalb wird den Betroffenen manchmal vorgeworfen, sie würden ihre veränderten Gefühle absichtlich »machen« oder nur vortäuschen, zum Beispiel um bestimmte Reaktionen beim Gegenüber zu bewirken.

Daher ist es für die Betroffenen ungemein wichtig, dem Gegenüber zu erklären, was mit ihnen vor sich geht. Das ist jedoch gerade bei Traumareaktionen sehr schwierig, da sich die Betroffenen ja selbst oft genug nicht verstehen. Aber auch das lässt sich mitteilen: »Ich weiß selbst nicht, warum ich das jetzt gerade getan habe.« Wenn man als Betroffener das Gefühl hat, der andere fühle sich »manipuliert« oder »getäuscht«, dann sollte man danach fragen. Nur so lassen sich solche zumeist falschen Einschätzungen korrigieren. In der konkreten Situation ist ein Gespräch darüber oft nicht möglich, aber in einer ruhigen Stunde kann man durchaus noch mal darauf zu sprechen kommen.

Trauma und Selbsthilfe

Selbsthilfe ist bei Traumaerfahrungen nur sehr bedingt möglich. Da Traumaerinnerungen fast »automatisch« ablaufen, können Betroffene kaum Einfluss darauf nehmen. Es gibt aber doch einige Selbsthilfemöglichkeiten, die es erleichtern, mit Traumaerinnerungen oder deren Folgen besser zurechtzukommen. Hier einige Beispiele:

Auslöser erkennen → Wer seine Auslöser für Traumaerinnerungen kennt, kann zumindest einige von ihnen bewusst vermeiden und sich damit vor dem automatischen Prozess der Dissoziation schützen. Solange das nicht zu einer deutlichen Einschränkung der Aktivitäten führt, kann das eine sehr sinnvolle Strategie sein. Für einige Betroffene ist es sogar weniger belastend, ihren Lebensalltag einzuschränken, als sich den ständigen Erinnerungen auszusetzen. Wenn man weiß, wodurch Dissoziationen ausgelöst werden, gewinnt man zumindest ein Gefühl von bedingter Kontrolle. Manchmal ist es auch möglich, Dissoziationen gar nicht erst entstehen zu lassen, indem man sich klar macht, dass es nicht um reale Gefahren geht, sondern nur um Erinnerungen. Dabei handelt es sich um einen Lernprozess, der oft einer professionellen Anleitung bedarf. Einer Betroffenen wurde immer übel, wenn sie beim Zähneputzen den Schaum der Zahnpasta sah. Indem sie sich dann jedoch bewusst machte, dass es sich nur um Zahnpasta handelte, konnte sie diesen Reflex vermeiden.

Dissoziationen stoppen → Betroffene haben zahlreiche Möglichkeiten erprobt, um Dissoziationen zu beenden, etwa die im Kapitel zum Notfallkoffer schon beschriebenen starken Sinnesreize in Form von Ammoniakgeruch, Coldpacks und so weiter. Wer aufkommende Dissoziationen spürt, kann sich auch schützen, indem er sich bemüht die Reize der realen Umgebung stärker wahrzunehmen. So kann man die Gegenstände um einen herum berühren oder deren Namen aussprechen. Auch Körperbewegungen oder das Berühren des eigenen Körpers können es erleichtern, in der Realität zu bleiben. Eine Betroffene berichtet, wie hilfreich es für sie ist, in solchen Situationen Blickkontakt zu anderen Menschen aufzunehmen und nicht in den Himmel oder in die Ferne zu schauen. Andere Betroffene berichten, dass Alltagsarbeiten wie etwa Kochen, bestimmte Atemübungen oder Singen für sie hilfreich sind.

Einige Betroffene kennen Verhaltensweisen und Aktivitäten, durch die sie sich regelrecht in Dissoziationen bringen können. Zumeist geschieht dies unbeabsichtigt, manchmal wird es aber auch bewusst herbeigeführt. Fernsehschauen kann dies bewirken, aber auch eine künstliche Umgebung, etwa Kaufhäuser ohne natürliches Licht.

Bilder »veräußern« → Für manche Betroffene ist es hilfreich, die Traumabilder nach außen zu bringen, um sich so einen Abstand dazu zu ermöglichen. Das kann etwa durch Malen oder durch Tagebuchschreiben geschehen. Aber viele Betroffene kennen eben auch den »Mechanismus«, dass Traumaerinnerungen eine Verlockung haben und sie sich bewusst noch weiter in diese Erinnerungen hineinbringen (beispielsweise ein Buch über sexuellen Missbrauch in einer einzigen Nacht lesen). Wer solche Verhaltensweisen bei sich kennt, sollte genau überlegen, durch welches Verhalten er sich noch weiter in die Erinnerungen hineinbringt und wodurch er tatsächlich einen Abstand erreichen kann.

Viele Menschen mit Traumaerfahrungen erleben so genannte imaginative Übungen als sehr hilfreich. Damit sind Übungen gemeint, in denen man sich bestimmte Situationen oder Ereignisse vorstellt, die in verschiedener Form für den Betroffenen unterstützend sind. Man aktiviert also seine Vorstellungsgabe, jedoch sehr strukturiert, damit sichergestellt ist, dass es sich auch wirklich um positive und unterstützende Vorstellungen handelt und nicht wieder traumatische Erinnerungen die Oberhand gewinnen. Es gibt viele solcher Vorstellungsübungen, die auch in verschiedenen Büchern zur Traumabewältigung vorgestellt werden. Wir möchten hier nur eine Übung herausgreifen, um den Aufbau zu verdeutlichen.

ÜBUNG »Zum sicheren Ort« wird von vielen Betroffenen als sehr unterstützend erlebt, vor allem da dieser sichere Ort immer wieder aufgesucht werden kann, wenn belastende Erinnerungen auftreten. In der hier zitierten Form wird sie von Luise Reddemann in ihrem Buch Imagination als heilsame Kraft vorgestellt: »Dieser

Ort kann auf der Erde sein, er muss es aber durchaus nicht. Er kann auch außerhalb der Erde sein ... Lassen Sie Gedanken oder Vorstellungen oder Bilder aufsteigen von einem Ort, an dem Sie sich ganz wohl und geborgen fühlen. Und geben Sie diesem Ort eine Begrenzung Ihrer Wahl, die so beschaffen ist, dass nur Sie bestimmen können, welche Lebewesen an diesem Ort, Ihrem Ort, sein sollen, sein dürfen. Sie können natürlich Lebewesen, die Sie gerne an diesem Ort haben wollen, einladen. Wenn möglich, rate ich Ihnen keine Menschen einzuladen, aber vielleicht liebevolle Begleiter oder Helfer, Wesen, die Ihnen Unterstützung und Liebe geben. Prüfen Sie, ob Sie sich dort mit allen Ihren Sinnen wohl fühlen. Prüfen Sie zuerst, ob das, was Ihre Augen wahrnehmen, angenehm ist für die Augen. Wenn es noch etwas geben sollte, was Ihnen nicht gefällt, dann verändern Sie es ...
Nun überprüfen Sie bitte, ob das, was Sie hören, für Ihre Ohren angenehm ist. Ist die Temperatur angenehm? Wenn nicht, so können Sie sie jetzt verändern. Kann Ihr Körper sich so bewegen, dass Sie sich damit ganz wohl fühlen, und können Sie jede Haltung einnehmen, in der Sie sich wohl fühlen? Wenn noch etwas fehlt, verändern Sie alles so, bis es ganz stimmig für Sie ist. Sind die Gerüche, die Sie wahrnehmen, angenehm? Auch sie können Sie verändern, sodass Sie sich ganz wohl damit fühlen ...
Wenn Sie nun spüren können, dass Sie sich ganz und gar wohl fühlen an Ihrem inneren Ort, dann können Sie mit sich eine Körpergeste vereinbaren. Und diese kleine Geste können Sie in Zukunft ausführen und sie wird Ihnen helfen, dass Sie diesen Ort ganz rasch wieder in der Vorstellung haben. Und wenn Sie das möchten, können Sie diese Geste jetzt ausführen.
Um die Übung zu beenden, können Sie wieder Ihre Körpergrenzen

wahrnehmen und den Kontakt des Körpers mit dem Boden achtsam registrieren. Danach kommen Sie dann mit der Aufmerksamkeit zurück in den Raum.«

In dieser Übung geht es zunächst darum, eine möglichst konkrete Vorstellung vom sicheren Ort zu gewinnen. Je besser unsere sinnliche Vorstellung von diesem Ort ist, desto leichter wird es uns später fallen, wieder dorthin zurückzukehren. Zum Abschluss der Übung soll man sich eine Körpergeste überlegen, die mit dem sicheren Ort assoziiert wird, beispielsweise eine bestimmte Berührung der Hände. In der Fachsprache wird dies als »Anker« bezeichnet. Der Anker steht für die gesamte Übung und ist ein Hinweisreiz, der eine spätere Erinnerung erleichtert. Für diese Übung sollte man sich mit Entspannung etwa 15–30 Minuten Zeit lassen. Man kann sich den Text selbst auf Tonband sprechen oder ihn sich gut einprägen. Wenn man den sicheren Ort einmal kennen gelernt hat, braucht man zumeist nicht mehr die vollständige Übung, um wieder dorthin zurückzukehren.

Anregungen

Wenn du selbst Traumaerfahrungen hast oder bei dir vermutest, möchten wir dich zum Abschluss dieses Kapitels bitten, dir die im Abschnitt »Trauma und Selbsthilfe« beschriebenen Einflussmöglichkeiten noch einmal durchzulesen.

Welche der im Traumakapitel beschriebenen Einflussmöglichkeiten kenne ich bei mir selbst auch?

Was tue ich schon, um mich vor Traumaerinnerungen oder Dissoziationen zu schützen?

Was könnte ich in Zukunft ausprobieren?

Schluss: Nicht mehr auf den Schoß wollen

Ein Gespräch zwischen Andreas Knuf und Christiane Tilly

Christiane, welche Bedeutung hat die Diagnose »Borderline« für dich?
Noch bis vor wenigen Jahren hätte ich mir um nichts auf der Welt meine Diagnose nehmen lassen, zu sehr empfand ich sie als Teil meiner Identität. Heute »brauche« ich Borderline nicht mehr. Von außen betrachtet, gelte ich inzwischen – psychisch wiederhergestellt und sozial integriert – als »geheilt«. Als gesund würde ich mich trotzdem nicht bezeichnen, und zwar aus dem einfachen Grunde, dass ich mich nie als wirklich krank gesehen habe. Mein »verrücktes« Verhalten war für mich – so krank es nach außen gewirkt haben mag, das will ich gar nicht abstreiten – immer logisch vor dem Hintergrund meiner Lebensgeschichte. Was Fachleute als Krankheit bezeichnen, möchte ich lieber als gelungene Kontaktaufnahme mit mir selbst beschreiben.

Mein Krankheitsprozess ist für mich heute Ausdruck meiner verzweifelten Suche nach mir selbst. Mein Heilungsprozess war ein »im Leben ankommen«. Für mich ist die Borderline-Diagnose in der letzten Zeit immer unwichtiger geworden. Ich habe sie nicht irgendwann bewusst abgelegt, sondern sie verblasst mehr und mehr und wird ein Stück Vergangenheit. Es hängt viel Schmerz an dieser Vergangenheit, aber auch viele (Grenz-)Erfahrungen, die ich nicht missen möchte. Im Grunde sind Borderline-Erlebnisse auch für nicht Betroffene einfühlbar, auch wenn sie sie nur in milder Ausprägung kennen. Mit diesem Wissen fühle ich mich heute wesentlich näher an den anderen Menschen um mich rum, als das früher der Fall war.

Noch bin ich manchmal verunsichert in dieser Loslösung von meiner alten Identität – meiner Borderline-Identität –, aber ich fange an, meiner neuen Identität – erst einmal »Ich« zu sein – mehr und mehr zu trauen. Manchmal ist es mir unheimlich, dass mein Leben einfacher geworden ist, früher konnte ich mir das nie vorstellen. Hin und wieder traue ich dem Frieden noch nicht und befürchte das »dicke Ende«, denn noch vor anderthalb Jahren endete das Gefühl der Ausgeglichenheit immer mit einem gigantischen Absturz. Klar habe ich auch meine Tiefs und Durchhänger, aber in den Momenten betrachte ich mein Verhalten nur noch ganz selten durch die »Borderline-Brille«, das ist vielleicht eine sehr entscheidende Veränderung.

Was hat dir geholfen, dich langsam von der Borderline-Identität zu lösen?

Das Leben, die Summe aller Erfahrungen, die ich in den letzten 16 Jahren gemacht habe. Das Wichtigste ist die Erfahrung, Verantwortung für mich zu übernehmen und dem sehr wohl gewachsen zu sein. Außerdem habe ich meinen »Dickkopf« von früher wieder entdeckt. Dieser »Dickkopf« lässt mich an den unmöglichsten Zielen festhalten. Seit es mir gelingt, meine Energie nicht mehr gegen mich zu richten, kann ich sie für das Erreichen dieser Ziele nutzen und dann habe ich ziemlich viel Power.

Ich glaube, meine Borderline-Identität ist auch entstanden, weil die Therapeuten mir immer wieder erklärt haben, dass mein Verhalten krank, eben »Borderline« sei. Dadurch habe ich zwar viel über mich gelernt und eine Zeit lang war das auch durchaus in Ordnung und sogar sehr entlastend, aber ich habe nach und nach das Gleiche gemacht wie sie und mich nur noch durch die »Borderline-Brille« gesehen. In Extremsituationen tue ich das heute noch manchmal, so sehr habe ich das verinnerlicht.

In der Klinik war die Diagnose immer ein Schreckgespenst und mich umgab ein »Hauch von Dramatik«. Durch die Diagnose hatten die Therapeuten auf irgendeine Art Respekt vor mir oder waren völlig fasziniert. Als ich dann entlassen war, habe ich Menschen getroffen, denen die Diagnose überhaupt nichts sagte. Die entsetzten oder interessierten Reaktionen blieben einfach aus. Das war sehr schwierig für mich, denn ich hatte mich jahrelang nur über meine Erkrankung definiert. Plötzlich war meine ganze Identität futsch, ohne Borderline wusste ich gar nicht mehr so richtig, wer ich war. Ich musste mir wirklich eine neue Identität erst aufbauen und das ging in ganz kleinen Schritten. Ich habe dann so banale Dinge wie meinen Sinn für Humor an mir wieder entdeckt. Lauter Kleinigkeiten, von denen ich heute sagen würde, dass das die Dinge sind, die meine Individualität ausmachen.

Nach und nach sind auch ganz »normale« Freundschaften entstanden und ich habe gesehen, dass ich so, wie ich bin, akzeptiert werde. Anders als im Kontakt mit Fachleuten brauche ich im Freundeskreis keine »exotische« Diagnose, um interessant zu sein – obwohl ich in der ersten Zeit noch hin und wieder damit gespielt habe. Ich werde auch so gesehen. Diese Entdeckungen waren der Anfang meiner »neuen« Identität, die nichts mit Krankheit zu tun hat.

Nach längerer Behandlungspause habe ich dann noch mal einen sehr intensiven Therapieprozess durchlaufen, in dem es vor allem darum ging, mich wahrzunehmen, ohne mich zu verurteilen. Gleichzeitig habe ich durch körpertherapeutische Methoden und Meditation angefangen, meinen Körper nach und nach als zu mir zugehörig zu erfahren. Die Therapeuten, die mich durch diese Prozesse begleitet haben, haben mich nie durch die Borderline-Brille betrachtet, sondern sehr unvoreingenommen mit mir gearbeitet. Für mich war es eine wichtige Erfahrung, dass Therapeuten ihre Arbeit nicht zwingend in allem auf eine Diagnose zurückführen müssen, sondern Verhalten einfach als Reaktion auf bestimmte Lebenserfahrungen anerkennen können. Nur durch diese Atmosphäre war es für mich möglich, Vertrauen aufzubauen und meine Individualität zu entdecken, statt mich wieder auf meine Borderline-Identität zu reduzieren.

Hast du Stigmatisierungen erlebt?

Da ich auch während meiner chaotischsten Phasen nach außen immer sehr unauffällig und »normal« gewirkt habe, bin ich von Diskriminierung und Stigmatisierung, wie sie viele psychisch beeinträchtigte Menschen kennen, eigentlich weitestgehend verschont geblieben. Die wenigen Male, bei denen ich Stigmatisierung erlebt habe, waren ausnahmslos von Therapeuten. Ich glaube, dass das sehr typisch für Borderline ist, weil die Leute »draußen« kaum Vorurteile haben können, denn die wenigsten wissen ja, was Borderline bedeutet. Während meiner Ausbildung zur Ergotherapeutin habe ich beispielsweise an einer Praktikumsstelle einen Mitarbeiter der geschlossenen Station wiedergetroffen, auf der ich einmal untergebracht war, der hat dann (ungeachtet seiner Schweigepflicht) mein Team vor mir »gewarnt«. Zu meinem Glück hatte ich meine Vergangenheit bereits vorher offen gemacht und das Team war auf meiner Seite.

Stigmatisierung habe ich oft in der chirurgischen Ambulanz und leider am meisten direkt in der Psychiatrie erlebt. Ich war »Teamspalterin«, »Therapeutenfresserin« und ein »gesprächsintensiver und zeitaufwendiger Fall«, eben »typisch Borderline«.

Stigmatisierung oder Diskriminierung erlebe ich heute kaum noch. Ein Grund dafür ist mit Sicherheit, dass ich seit einigen Jahren sehr offen mit meiner Geschichte umgehe. Damit mache ich sehr gute Erfahrungen. Ich habe festgestellt, dass gerade diese Offenheit mein Schlüssel für die Verständigung mit anderen ist. Vielleicht gelingt mir das heute, weil ich einen gewissen Abstand zu meinen Erfahrungen habe. Klar, es gibt immer mal wieder Leute, die meinen, mich abwerten zu müssen, aber es gelingt mir inzwischen sehr gut, mich zu wehren.

Inzwischen gibt es Therapeuten, die denken, ich sei gar nicht »richtig« Borderline gewesen, weil ich ja heute mein Leben wieder auf die Reihe bekomme. Das macht mich dann wirklich wütend, die wissen doch gar nicht, wovon sie reden, haben mich ja nie zu meinen »Spitzenzeiten« erlebt. Außerdem unterstellen sie damit, dass Borderline eigentlich eben doch nicht zu bewältigen ist. Wer es dennoch schafft, ist dann eben nicht wirklich »Borderline« gewesen. Früher hätte ich wahrscheinlich noch mal voll aufgedreht, weil sie mir damit ja quasi meine »Identität« aberkannt hätten, oder ich hätte zumindest meine gesammelten Arztberichte aus dem Schrank gezogen, sozusagen als Beweismaterial.

Im Augenblick erlebe ich aber von der therapeutischen Seite gerade das genaue Gegenteil von Stigmatisierung, viele begegnen mir mit viel Achtung und großem Interesse und suchen den Austausch. Ich glaube, Stigmatisierung und Diskriminierung passieren vor allem, wenn ganz viel unausgesprochene Ängste und Unsicherheiten im Raum stehen. Das ist ja nicht nur bei Borderline so. Und Stigmatisierung lässt sich besonders durch eigene Klarheit und Offenheit entkräften.

Welche Äußerungen von Fachpersonen haben dich am meisten beeindruckt?

Als ich auf der geschlossenen Station untergebracht war, hatte ich ein Gespräch mit einer Beraterin von Wildwasser. Gegen Ende unserer Unterhaltung sagte sie: »Du gehörst hier nicht hin.« Dieser Satz hat irgendetwas Positives in mir in Bewegung gebracht und ich bin auf meinem destruktiven Weg innerlich erst mal stehen geblieben. Dann habe ich angefangen die Richtung zu ändern. Ganz langsam und vorsichtig zunächst, aber mit jedem Schritt sicherer werdend, habe ich meine Energien endlich für die Realisierung meiner Träume und Wünsche genutzt. Das ist über zehn Jahre her. Inzwischen habe ich Ziele erreicht, die ich damals nicht mal erahnen konnte. Für mich ist dieser Satz zu einem Mutmachsatz geworden, den ich bis heute nicht vergessen habe.

Es gab noch einen zweiten: In einer Gruppentherapiesitzung kam ich mit meinen traumatischen Erfahrungen direkt nach meiner Geburt in Kontakt. Während ich langsam in der Verzweiflung über die Unabänderlichkeit der gemachten Erfahrungen zu versinken drohte, sagte die Therapeutin sehr liebevoll zu mir: »Das Leben hat dich gewollt. Das ist die Wahrheit. Egal, wie viel Scheiße da vorher passiert ist. Sonst wärst du nicht hier.« In Momenten, in denen ich von meiner Wertlosigkeit unverrückbar überzeugt bin, fällt mir jetzt manchmal diese Feststellung wieder ein. Dieser Satz berührt mich immer wieder, vielleicht weil es die Erklärung dafür ist, dass ich lebe, trotz allem, und weil er mir deutlich macht, wie alt die Verletzungen sind, für die ich mich im Alltag verurteile.

Welche Äußerungen haben dich am meisten geärgert oder verletzt?

Richtig getroffen haben Therapeuten mich immer dann, wenn sie mir etwas wegen meiner Diagnose nicht zugetraut haben. Je nachdem, wie gut oder schlecht es mir dann gerade ging, habe ich mich entweder richtig fertig gemacht, bis hin zu übelster Selbstverletzung und Suizidalität, oder es kam die rebellische Seite in mir durch und ich bin absolut wütend geworden. Oft habe ich dann gedacht: Jetzt erst recht! Das wollen wir doch mal sehen! Und dann habe ich meine Ideen gerade wegen der Bedenken durchgezogen. Abgesehen von der erfahrenen Kränkung waren das meist sehr erfolgreiche Aktionen.

Wen ich überhaupt nicht leiden kann, sind Therapeuten, die statt zu ihrer Unsicherheit, Angst oder Hilflosigkeit zu stehen, anfangen mich unterschwellig oder offen abzuwerten, um so einen Abstand zwischen uns herzustellen.

Wie gehst du heute mit Krisen um?

Meine Krisen haben deutlich an Dramatik verloren, wobei sich die Auslöser, glaube ich, nicht so wesentlich verändert haben. Mit meinen Krisen anders umgehen zu können hat für mich vor allem viel mit wiedergewonnenem Vertrauen in mich selbst und andere zu tun, aber auch manchmal ganz simpel damit, bestimmte Auslöser für Krisen zu vermeiden.

Das größte Problem war für mich die Unabsehbarkeit gewisser psychischer »Zustände«. Ich konnte mir einfach nicht vorstellen, dass schreckliche Gefühle wieder aufhören. Daher wollte ich diese »Zustände« so schnell wie möglich beenden, notfalls durch Suizid. In meiner letzten Therapie habe ich gelernt, die Gefühle, die gerade da sind, einfach nur zu beobachten, ohne sie bewerten oder verändern zu müssen. Gleichzeitig ist mir klar geworden, wie sehr bei mir viele Gefühle eine Vermischung von aktuellem Erleben und uralten Geschichten sind.

Anders mit meinen Krisen umzugehen heißt heute für mich, nicht mehr nur »atemloser Notfall« zu sein, sondern einen Moment innezuhalten und zu sortieren. Beispielsweise stand ich einmal völlig fassungslos vor meinen Kontoauszügen, weil ich kein Bafög überwiesen bekommen hatte. Als wenn jemand einen Schalter umgelegt hätte, machte sich augenblicklich ein Gefühl absoluter Sinnlosigkeit in mir breit und ich stellte nicht nur mein Studium, sondern gleich mein gesamtes Leben in Frage und fühlte mich als Opfer von allem. Früher wäre ich komplett durchgedreht und das Verwaltungsproblem wäre zu einer psychischen Riesenkrise geworden. Nachdem ich wieder zu Hause war, habe ich nach einigem chaotischen gedanklichen Hin und Her beschlossen, mich beim Bafög-Amt zu erkundigen, was los sei. Am nächsten Morgen löste sich das ganze Problem nach einem

Telefonanruf in Luft auf, weil lediglich eine Bescheinigung fehlte. Die üble Stimmung hat dann zwar noch ein paar Tage angehalten, aber ich bin nicht darin versunken, das ist der Unterschied zu früheren Krisen.

Du hast mal gesagt: »Borderline-Betroffene wollen keine Selbsthilfe, sie wollen bei ihren Therapeuten auf den Schoß.« Siehst du das immer noch so?

Wenn ich diesen Satz heute höre, muss ich einerseits grinsen, weil ich von seiner Wahrheit aus eigener Erfahrung ja zu dem Zeitpunkt felsenfest überzeugt war. Andererseits sehe ich aber auch, wie abhängig ich damals von Therapeuten und dem gesamten System Psychiatrie war. Selbsthilfe war dort damals noch kein Thema. Auch der Auftrag, therapeutisch ressourcenorientiert zu handeln, stand nur unausgesprochen im Raum und war lediglich eine Anweisung für das Klinikpersonal, aber noch keine gemeinsame Idee. Weder meine Therapeuten noch ich sind auf den Gedanken gekommen, Selbsthilfe könnte bei Borderline möglich sein, und so war ich nur auf Fremdhilfe fixiert. Das war dieses »Auf den Schoß«-Wollen. Weil ich einfach keine Alternative sah, waren die Therapeuten für mich die »Retter«.

Inzwischen weiß ich, dass Borderline-Betroffene nicht nur Selbsthilfe wollen, sondern ausnahmslos alle Betroffenen, die ich kenne, haben ihre persönlichen Selbsthilfestrategien, die sie einsetzen, auch wenn es ihnen vielleicht nicht immer so klar ist, weil es oft scheinbar selbstverständliche Kleinigkeiten sind. Ich glaube, dass die Therapeuten und die Institution allein gar nicht in der Lage wären, Borderline-Betroffene »zu halten«. Unterstützung von therapeutischer Seite ist, glaube ich, nur dann wirklich effektiv, wenn sie mit Selbsthilfe parallel läuft. Ich sehe es als Aufgabe der Therapeuten, Borderline-Betroffene als Experten in eigener Sache zu unterstützen und sie auf ihr Selbsthilfepotenzial hinzuweisen. Je mehr ich mir über meine Selbsthilfemöglichkeiten klar geworden bin, desto mehr Verantwortung konnte ich auch wieder für mich übernehmen und desto weniger wollte ich dann auch »auf den Schoß«.

Aber wir Menschen haben doch manchmal das Bedürfnis, uns auf einen Schoß zu setzen.

Sicher, aber die Frage ist, wann und in welchem Rahmen. Das ist wieder so ein Punkt, an dem Borderline-Erleben einfühlbar und sehr nah bei dem liegt, was eigentlich jeder Mensch kennt. Damit meine ich zum Beispiel Alltagsregressionen. Jede Grippe ist im Grunde so etwas. In aller Regel darf sich, wer krank ist, im Bett verkriechen. Meistens ist dann ein netter Mensch da, der einen versorgt. Oder vielleicht von der Arbeit zu kommen und zu erzählen, wie blöd die Kollegen heute zu einem waren und wie ungerecht die Gehaltsabrechnung ist – solche Fälle haben zur Folge, dass ein Partner oder Freunde einen »auf den Schoß nehmen«, indem sie zuhören, bestätigen oder trösten oder einem auch mal die Erledigung unangenehmer Verwaltungsangelegenheiten oder Ähnliches abnehmen.

Sich »auf den Schoß setzen« zu dürfen ist für mich gleichbedeutend mit »sich fallen lassen«, mal eine kleine Pause einlegen und auch mal Verantwortung abgeben zu dürfen. Den Wunsch hat sicher jeder mal. Ich will auch heute noch manchmal auf den Schoß, ich brauche das zwischendurch quasi zum »Auftanken«. Früher war mein Problem einfach, dass ich dabei nicht auftanken konnte, sondern mich wie eine Ertrinkende an die (meist Therapeuten) geklammert habe, die mich auf dem Schoß hatten. Um überleben zu können, brauchte ich das immer und überall. Heute kann ich schwimmen, und das Auf-den-Schoß-Wollen ist nur noch eine Ausnahme, aber immer noch ganz wichtig.

Was tust du dafür, um psychisch stabil zu bleiben?

So blöd, wie das vielleicht klingt: Ich brauche vor allem jeden Tag wieder von mir selbst die Erlaubnis, dass es mir gut gehen darf. In mir gibt es eine Seite, die meinem jetzt schon länger anhaltenden Gefühl des Gutgehens sehr skeptisch gegenübersteht, und immer, wenn ich »stolpere« und es mir mal schlechter geht, hat diese Seite plötzlich Futter und in meinem Kopf geht ein ganzer »Film« los, etwa in der Art: »Siehst du, du hättest da bleiben sollen, wo du warst. Du überschätzt dich, eigentlich kannst du das alles gar nicht. Tu doch nicht so und hör auf, dich aufzuplustern. Mehr Schein als Sein. Wenn du mal ehrlich zu deinem Nichtssein stehen würdest, dann würde man sich um dich kümmern und du müsstest dich nicht jeden Tag so anstrengen.« Meist merke ich das inzwischen und dann verliert diese Seite ihre Macht, oft aber zieht das noch ganz schön viel Energie ab.

Damit es mir weiterhin gut geht, brauche ich zum einen so vermeintlich banale Dinge wie einen strukturierten Tagesablauf, feste Zeiten, die ich in der Uni und mit all den Kleinigkeiten verbringe, die der Alltag so mit sich bringt, von der Autoreparatur bis zum Wochenendjob. Genauso stabilisierend ist für mich aber inzwischen meine Freizeit geworden. Der Horror der nicht enden wollenden Wochenenden, die ich meist nur mit regelmäßigen Anrufen beim Krisendienst überstanden habe, ist einer bunten »Angebotspalette« an Kontaktmöglichkeiten mit Freunden und Hobbys gewichen. Ich habe heute eher das Problem, dass die Wochenenden eigentlich viel zu kurz sind.

Darüber hinaus brauche ich zwischen all diesen äußeren Dingen vor allem viel Zeit nur für mich, in denen ich nicht auf das, was um mich herum geschieht, reagieren muss, sondern der schwachen Seite in mir, die Regression will, nachgeben kann. Mittlerweile habe ich ein ganz gutes Gespür dafür, wann ich eine Auszeit brauche, um mein inneres Gleichgewicht halten zu können. Oft ist ein »Verkriechen im großen Stil« nicht möglich. Es ist aber auch nicht mehr nötig, wenn es mir gelingt, direkt eine Pause einzulegen, und ich nicht warte oder versuche durchzuhalten und meine Gefühle zu Selbstläufern werden lasse. Manchmal reicht es schon, wenn ich mal eben für zwei Minuten auf der Toilette verschwinde oder in der Cafeteria einen heißen Kakao hole und mich damit irgendwo in eine Ecke setze.

Sehr stabilisierend ist für mich, dass ich mehrere Menschen um mich herum habe, an die ich mich wenden kann, wenn es mir mal nicht so gut geht. Ich muss mich nicht an eine Person klammern, sondern ich habe ganz viele unterschiedliche Leute, die »Spezialisten« für bestimmte Probleme sind. Bestimmt verstehen nicht immer alle, warum ich was wie tue, aber alle respektieren meine Entscheidungen und unterstützen mich auf ihre Art. Für mich ist es sehr, sehr wichtig, mich auf mein Gegenüber verlassen zu können. Ich hasse es, wenn Absprachen nicht eingehalten werden. Das heißt nicht, dass ich pingelig auf allem Verabredeten bestehe. Ich bilde mir ein, mittlerweile durchaus flexibel zu sein, aber Unzuverlässigkeit kann ich trotzdem nicht leiden. Ich erwarte, dass die anderen Dinge für mich durchschaubar machen und ehrlich mit mir umgehen. Das gilt für meinen Umgang mit ihnen natürlich genauso.

Gilt das auch für Therapeuten?

An Therapeuten habe ich mittlerweile einen sehr hohen Anspruch. Mein Leben dreht sich heute nicht mehr um eine Therapie, sondern diese findet nur noch punktuell statt. Früher war nur die Therapiestunde für mich wichtig, alles dazwischen war für mich »tote Zeit«, die es irgendwie zu überleben galt, bis zur nächsten Therapiestunde. Heute findet die eigentliche Arbeit für mich zwischen den einzelnen Therapiesitzungen statt. Das hat auch mein Verhältnis zu Therapeuten verändert. Zum einen gelingt es mir heute viel schneller, selbst meine Verhaltensmuster zu erkennen, zum anderen kann ich in problematischen Alltagssituationen direkt die therapeutischen Techniken anwenden und belasse es nicht mehr beim theoretischen Sinnieren darüber einmal pro Woche. Außerdem: Die Tatsache, das Geld dafür aus eigener Tasche auf den Tisch legen zu müssen, ist sicher ein Umstand, der mich heute mehr auf Qualität als auf Quantität setzen lässt.

Ich habe eine Therapeutin gefunden, die sich für den begrenzten Zeitraum der Sitzung voll auf mich einlässt und absolut präsent ist. Sie stellt einen Rahmen zur Verfügung, der frei von Wertungen und Erwartungen ist und in dem ich einfach so sein darf, wie ich gerade bin. Sie war noch nie daran interessiert, mich zu verändern oder irgendwie nach ihren Vorstellungen zu »verbiegen«. Die Tatsache, dass sie für sich sehr gut abgegrenzt ist, macht es mir unmöglich, von ihr abhängig zu werden, so wie ich es aus früheren Therapien kenne. Natürlich freue ich mich, sie zu sehen, aber ich »schleppe sie nicht in Gedanken mit mir herum«. Ich weiß, dass ich anrufen kann, um einen Termin zu vereinbaren, und der wird dann auch stattfinden. Weil »meine« Therapeutin alles Persönliche außen vor lässt, ist sie auf dieser Ebene auch nicht angreifbar, und es geht wirklich um meine Gefühle. Die Energie geht nicht in das, was Fachleute als Übertragung und Gegenübertragung bezeichnen. Ich darf Expertin für mich selbst sein und muss mich nicht dumm stellen und so tun, als wüsste ich als Klientin gar nicht, was für mich gut ist. Ich glaube, auch aus diesem Grunde ist die therapeutische Arbeit sehr produktiv, weil sie eine Verbindung aus Erfahrungen mit mir selbst, therapeutischem Know-how und von Ideen ist. Am wichtigsten ist für mich aber, die volle Eigenverantwortung zu haben und damit handlungsfähig zu bleiben.

Damit es mir weiterhin gut geht, brauche ich dies alles als Basis. Davon ausgehend werde ich sicher immer Herausforderungen suchen. Ich brauche immer wieder neue Impulse, will sehen, dass es weitergeht. Ich möchte durchaus eine gewisse Spannung und Abwechslung in meinem Leben haben. Im Augenblick merke ich, wie Borderline für mich mehr und mehr in den Hintergrund rückt, darüber bin ich eigentlich ganz froh. Dafür ist meine größte Herausforderung gerade das Thema Beziehungen. Nach meinen ersten Erfahrungen damit gehe ich davon aus, dass mir ähnlich turbulente Zeiten wie in der Auseinandersetzung mit Borderline bevorstehen, wenn auch hoffentlich völlig anders.

Wie ging es dann weiter?

2004 ließ sich tatsächlich die Idee eines Borderline-Trialogs realisieren. Eine ziemlich aufregende Sache war das damals, von der wir nicht wussten, ob sie tatsächlich gelingen würde. 2008 habe ich begonnen, in einer psychiatrischen Klinik zu arbeiten. Dort begegnen mir auch immer wieder Menschen mit der Diagnose Borderline-Persönlichkeitsstörung. In meiner Arbeit geht es darum, mit psychisch erkrankten Menschen berufliche Perspektiven zu planen. Ich bin heute fest davon überzeugt, dass eine Arbeitstätigkeit (auch eine ehrenamtliche Beschäftigung) maßgeblich dazu beiträgt, dass Menschen mit der Diagnose Borderline gesunden können. Aus dieser Überzeugung ist 2015 das Buch »Expedition Arbeit« entstanden, das ich mit einer Kollegin gemeinsam verfasst habe, weil es uns ein Anliegen ist, dass Betroffene sich auf den Weg machen, ihre Stärken und Fähigkeiten für sich zu nutzen und wieder teilhaben zu können am ganz »normalen Alltagsleben«. Das Buch enthält ebenfalls eine Menge Erfahrungswissen, weil wir beide über die »Doppelqualifikation« Betroffene und Fachperson verfügen.

Wie gehen denn deine Kolleginnen und Kollegen mit deiner Doppelqualifikation um?

Ich selbst erlebe in meiner beruflichen Tätigkeit eine Menge Toleranz und Unterstützung durch Kolleginnen und Kollegen. Ich weiß, dass das sehr viel damit zu tun hat, dass ich offen mit meiner Geschichte umgehe. Ich erlebe aber natürlich manchmal auch Situationen, wo ich durchaus Nachteile wegen meiner Vergangenheit zu spüren bekomme. Aber die sind im Rahmen des Erwartbaren und Erträglichen. Sie verletzen natürlich, aber werfen mich nicht aus der Bahn.

Bist du inzwischen ganz auf der Profiseite angekommen oder auch noch Betroffene?

Therapeutische Unterstützung ist immer noch ein wichtiger Aspekt in meinem Leben. Eingebunden in einen guten Freundeskreis und mit meinem Partner gelingt es mir heute, meinen Alltag mal mehr, mal weniger gut zu bewältigen. Ich vermute, dass das einfach das »ganz normale Leben« ist.

Im Augenblick bin ich dabei, mich vom Borderline-Thema ein bisschen zu verabschieden. So markiert meine Dissertation über Beziehungserfahrungen von Frauen mit Borderline für mich zunächst einmal einen Schlusspunkt. Ich ziehe mich aus Fortbildungen zurück und Einladungen zu Vorträgen über eigene Erfahrungen lehne ich im Augenblick ab. Immer war die Auseinandersetzung mit Borderline oder die Weitergabe von Wissen in Fortbildungen auch eine sehr anstrengende Beschäftigung mit der eigenen Geschichte. Lange Zeit hat mich mein Leistungsanspruch auf meinem Gesundungsweg begleitet. Nun bin ich auf der Suche nach Leichtigkeit. Mich um mich selbst zu kümmern, scheint mir hier ein wichtiger Aspekt zu sein, den ich noch ganz schön ausbauen kann. Mit Überzeugung kann ich aber heute sagen: Man kann mit einer Borderline-Diagnose ein gutes Leben führen und je mehr Alltag wieder möglich ist, desto weniger bedeutsam ist das Etikett Borderline. Die Erfahrungen sind aber ein wertvoller Bestandteil meiner Lebensgeschichte und ich würde sie nicht missen wollen.

Literaturtipps

Mittlerweile gibt es eine Vielzahl von Büchern zur Borderline-Problematik. Wir führen hier nur eine Auswahl auf, die wir mit gutem Gefühl empfehlen können.

Erfahrungsberichte

KNUF, A. (HG.) (2011): Leben auf der Grenze. Erfahrungen mit Borderline. Bonn.

Zwanzig Menschen mit Borderline-Erfahrung schreiben über ihr Leben, über ihre Gefühle und ihren Umgang mit der Krankheit.

KNUF, A. (HG.) (2012): Gesundung ist möglich! Borderline-Betroffene berichten. Bonn.

Hier beschreiben Menschen, wie sie es trotz ihrer Borderline-Probleme geschafft haben, heute ein zufriedenes Leben zu führen.

STOLL, J. (2016): Auf der Spur der Schattenschwester – Erfahrungen einer Borderline-Patientin. Berlin.

Bericht einer Borderline-Betroffenen, über ihren Aufenthalt in einer Privatklinik und ihre Erfahrungen mit einer speziellen Traumatherapie.

Roman

CALLESEN, G. (2013): Maya mein Mädchen. Niederwern.

In diesem Roman entfaltet sich durch eine Aneinanderreihung der Schilderung von oftmals fast unerträglichen Einzelsituationen, das Leben einer jungen Frau, die als Grenzgängerin unterwegs ist, an den Grenzen zwischen Leben und Tod, zwischen Traum und Wirklichkeit.

Selbsthilfebücher

BASS, E.; DAVIS, L. (2011): Trotz allem. Wege zur Selbstheilung für sexuell missbrauchte Frauen. Berlin.

Ein Arbeitsbuch mit praktischen Anregungen und Übungen.

SMITH, M. (2009): Hilfen für Menschen mit selbstverletzendem Verhalten. Arbeitsbuch. Bonn.

Das Buch hilft beim Umgang mit Selbstverletzungen und eignet sich auch für die Verwendung in therapeutischen Kontexten.

Ratgeber

KNUF, A. (2010): Ruhe da oben! Der Weg zu einem gelassenen Geist. Freiburg.

Gute Einführung zur Achtsamkeit der Gedanken, auch eine allgemeine Einführung in Achtsamkeit.

KNUF, A. (2013): Ruhe, ihr Quälgeister. Wie wir den Kampf gegen unsere Gefühle beenden können. München.

Ratgeber mit vielen verständlichen Hinweisen für einen achtsamen Umgang mit den eigenen Gefühlen.

KNUF, A. (2016): Sei nicht so hart zu dir selbst. Selbstmitgefühl in guten und in miesen Zeiten. München.

Viele Borderline-Betroffene gehen sehr hart und selbstkritisch mit sich um. Dieses Buch hilft einen annehmenden und wohlwollenden Umgangsstil mit sich selbst zu entwickeln. Es enthält konkrete Übungen zum Umgang mit Selbstverurteilung und Selbsthass und hilft, die bei Borderline sehr verbreiteten Schamgefühle zu reduzieren.

KNUF, A. (2018): Widerstand zwecklos. Wie unser Leben leichter wird, wenn wir es annehmen, wie es ist. München.

Ein Ratgeber, der hilft, sich nicht an Dingen abzuarbeiten, die wir nicht ändern können.

Kreisman, J.K.; Strauss, H. (2008): Zerrissen zwischen Extremen. München.
Ratgeber über Diagnose, Ursachen und Behandlungsmöglichkeiten der Borderline-Erkrankung, aus dem Amerikanischen übersetzt. Gut verständlich für Betroffene, Angehörige und nützlich für Fachleute. Nachfolgebuch des Klassikers »Ich hasse dich, verlass mich nicht«.

Mason, P.; Kreger, R. (2014): Schluss mit dem Eiertanz. Ein Ratgeber für Angehörige von Menschen mit Borderline. Köln.
Aus dem Amerikanischen übersetzt. Das Buch enthält hilfreiche Anregungen und O-Töne von Angehörigen. Ergänzung mit konkreten Hilfestellungen und Checklisten.

Kreger, R. (2015): Das Schluss-mit-dem-Eiertanz-Arbeitsbuch. Köln.

Rahn, E. (2013): Borderline. Verstehen und bewältigen. Bonn.
Leicht verständlich wird über die Erkrankung, über Behandlungs- und Selbsthilfemöglichkeiten informiert; enthält auch den Selbsthilfebogen, der von Andreas Knuf in Zusammenarbeit mit Betroffenen entwickelt wurde.

Tilly, C.; Grefenberg, M. (2015): Expedition Arbeit. Wege in Beschäftigung für Menschen mit Borderline. Köln.
Ratgeber mit praktischen Strategien für den Weg in Beschäftigung, den Umgang mit der Erkrankung bei Bewerbungen und am Arbeitsplatz, Informationen zum Sozialrecht und hilfreichen Tipps zur Selbstfürsorge, Zielklärung u.v.m.

Fachbücher

ARMBRUST, M.; LINK, A. (2015): Borderline im Trialog. Miteinander reden – voneinander lernen. Paderborn.

Gemäß des Trialog-Gedankens wird aufgezeigt, wie Betroffene, Angehörige und Fachleute im wechselseitigen Austausch voneinander lernen und profitieren können.

SCHOPPMANN, S.; HERRMANN, M.; TILLY, C. (2015): Borderline begegnen. Miteinander umgehen lernen. Köln.

Erläutert die oftmals besondere Beziehungsdynamik zwischen Borderline-Betroffenen und helfenden Personen anhand des anschaulichen »Eisberg-Modells«.

Kinderbuch

TILLY, C.; OFFERMANN, A. (2013): Mama, Mia und das Schleuderprogramm. Kindern Borderline erklären. Köln.

Das liebevoll illustrierte Bilderbuch gibt nicht nur Kindern ab 4 einen Einblick in die Borderline-Erkrankung, es erleichtert auch Müttern ihren Kindern zu erklären, warum zuhause manchmal Chaos herrscht.

Empfehlenswerte Internetseiten

www.bapk.de

Bundesverband der Angehörigen psychisch erkrankter Menschen e.V.

www.borderline-community.de

Nach amerikanischem Vorbild aufgebaute deutschsprachige Seite mit zahlreichen Informationen über die Erkrankung, Erfahrungsberichten, Hinweise auf Kliniken und Adressen lokaler Selbsthilfegruppen. Von einer Betroffenen gestaltet und betreut. Mailinglisten und Chat.

www.borderline-plattform.de

Von Betroffenen gestaltete Selbsthilfeseite, die auch ein Angebot für Angehörige beinhaltet. Gute Übersicht über die aktuell bestehenden Selbsthilfegruppen und Unterstützung beim Aufbau einer Selbsthilfegruppe. Erfahrungsberichte und Informationen über Selbsthilfe. Chat und Mailinglisten.

www.boderlinetrialog.de

Webseite zum bundesweiten Borderlinetrialog mit einer alphabetischen Auflistung der Standorte der Regionaltrialogen und der Borderline-Trialog Kontakt- und Informationsstelle

https://borderline-shg-sauerland.jimdo.com/

www.bpe-online.de

Bundesverband der Psychiatrie-Erfahrenen.

www.hansgunia.de

Informationen über die DBT und Kliniken, die nach mit dieser Methode arbeiten und über ein Therapiemodell niedergelassener Psychotherapeuten nach dem DBT-Konzept.

www.nakos.de

Bundesweite Informations- und Vermittlungsstelle im Bereich der Selbsthilfe.

www.dachverband-dbt.de

Seites des Dachverbandes DBT mit Informationen über stationäre und ambulante Behandlungsangebote, Arbeitsgruppen usw.

www.dachverband-stepps.de

Seite des Dachverbandes STEPPS mit Informationen für Betroffene, Angehörige und Fachleute.